Die Filterung der Atemluft und deren Bedeutung für Staubkrankheiten

Von

Professor Dr. Gunther Lehmann

Mit 30 Abbildungen

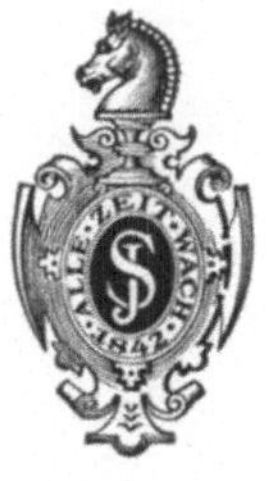

Berlin

Verlag von Julius Springer

1938

ISBN-13: 978-3-642-90029-7   e-ISBN-13: 978-3-642-91886-5
DOI: 10.1007/978-3-642-91886-5

Sonderausgabe des gleichnamigen Beitrages in:
„Ergebnisse der Hygiene, Bakteriologie, Immunitätsforschung
und experimentellen Therapie"
Bd. 19

Vorwort.

Die vorliegende Monographie ist ein erweiterter und auf den neuesten Stand
ergänzter Abdruck einer im Jahre 1937 in Band 19 der „Ergebnisse der Hygiene"
unter dem gleichen Titel erschienenen Veröffentlichung. Die Notwendigkeit einer
Buchausgabe ergab sich daraus, daß der dargestellte Gegenstand in allen den
Kreisen auf Interesse stieß, die sich in Theorie und Praxis mit der Bekämpfung
der gewerblichen Staubgefahren beschäftigen.

Ich danke der Verlagsbuchhandlung Julius Springer, die mir das Erscheinen
der Buchausgabe ermöglichte und möchte wünschen, daß die in diesem Büchlein
gemachten Ausführungen mit dazu beitragen, die Schutzmaßnahmen gegen die
Silicose und andere Staubkrankheiten weiter auszubauen.

Dortmund im Juni 1938.

Kaiser Wilhelm Institut
für Arbeitsphysiologie.

Der Verfasser.

Inhaltsverzeichnis.

I. Die menschliche Nase als Staubfilter.

1. Ältere Untersuchungen und Einleitung.

Die Ansicht, daß die oberen Luftwege, insbesondere die Nase, den tieferen Luftwegen und der Lunge als Schutzorgan vorgeschaltet ist, dürfte sehr alt sein, die Kenntnisse über den Grad der durch die oberen Luftwege gegebenen Schutzwirkung im einzelnen sind aber erst sehr jungen Datums. Noch heute findet man in den physiologischen und hygienischen Lehrbüchern, ebenso wie in den Lehrbüchern der Nasenheilkunde in der Regel kaum mehr als einen Hinweis darauf, daß diese Schutzfunktion aus der Erwärmung und Anfeuchtung der Atemluft sowie ihrer Reinigung von Staub besteht. Während über die Anfeuchtung und Erwärmung eine Reihe von Untersuchungen durchgeführt worden sind, so daß wir die Verhältnisse heute einigermaßen überblicken können (s. z. B. Perwitzschky), blieb die Funktion der Nase als Staubfilter ganz unbeachtet.

Im Jahre 1886 machte Aschenbrandt in Würzburg einige Versuche über die Staubbindung der Nase. Er blies staubhaltige Luft durch ein Nasenloch ein und ließ sie bei verschlossenem Nasenrachen zum anderen Nasenloch wieder austreten. Er stellte fest, daß Salmiaknebel ohne weiteres wieder austreten, während er von dem eingeblasenen Stärkemehl auf der anderen Seite nichts mehr herauskommen sah. Er schloß daraus, daß die Nase wohl groben, aber nicht feinen Staub zurückzuhalten vermag. Kayser wiederholte die Versuche ein Jahr später mit der gleichen Methode, benützte aber nicht Stärkemehl, sondern Magnesiapulver. Er sah, daß, entsprechend den Beobachtungen Aschenbrandts, Staub an der hinteren Rachenwand haften blieb, fand aber auch, daß andererseits eine beträchtliche Menge des Staubes zum anderen Nasenloch wieder herauskam. Ähnliche einfache Versuche machte Bloch im Jahre 1888. Er stellte fest, daß die Staubbindung in der Nase offenbar unvollständig ist, und daß die Größe der Staubkörnchen für den Grad der Staubbindung eine Rolle spielen muß.

Obwohl diese Befunde in keiner Weise erschöpfend waren, insbesondere keiner der drei Autoren den Versuch gemacht hatte, etwas Quantitatives über die Staubbindung in der Nase auszusagen, wurden 45 Jahre lang weitere Untersuchungen über diesen Gegenstand nicht mehr für notwendig gehalten, trotzdem in der Zwischenzeit die gewerbehygienische Bedeutung des Staubes erkannt, und eine große Anzahl von Arbeiten über Staub und Staubgefahren durchgeführt wurden. Am nächsten kamen dem uns hier interessierenden Problem K. B. Lehmann, Saito und Gfrörer, sowie Saito, später Drinker, Thomson und Finn, Ishikawa und Drinker sowie Brown in Boston, schließlich Mavrogordato in Südafrika, welche Untersuchungen darüber ausführten, wieviel von dem eingeatmeten Staub im Körper zurückbleibt. Sie führten aber in ihren Untersuchungen eine Trennung zwischen den oberen und tieferen Luftwegen nicht durch, so daß sie nichts darüber aussagen konnten, wie groß die Wirkung der Nase als Staubfilter ist.

Wenn wir die alten Untersuchungen über die Funktion der Nase als Staubfilter wieder aufnahmen, so waren hierfür drei Gründe maßgebend. Einmal schien es uns rein physiologisch wichtig, über das Ausmaß der an sich niemals bezweifelten Schutzfunktion der Nase etwas Sicheres aussagen zu können. Ferner glaubten wir durch das Studium der Nase als Staubfilterorgan zu einem tieferen Verständnis des eigenartigen und durch die bisher bekannten Tatsachen in keiner Weise verständlichen Baues des Naseninnern zu kommen. Vor allem aber leitete uns das praktische Interesse, das wir an der Bedeutung der Schutzfunktion der Nase für die gewerblichen Stauberkrankungen der Lunge, insbesondere für die Silicose haben.

2. Die Messung des Staubbindungsvermögens der Nase.
a) Das Prinzip.

Die erwähnten älteren Autoren hatten die Staubbindungsfähigkeit der Nase dadurch untersucht, daß sie einen Luftstrom mittels eines Glaskatheters in ein Nasenloch einbliesen, um ihn bei aktiv oder passiv verschlossenem Schlundkopf an dem anderen Nasenloch wieder austreten zu lassen. Es schien nicht zweckmäßig, dieses Verfahren weiter auszubauen, da hierbei im Gegensatz zu den natürlichen Verhältnissen beide Nasenseiten hintereinander durchflossen werden, die eine davon in einer dem natürlichen Einatmungsstrom entgegengesetzten Richtung. Auch mußten bei dieser Anordnung die Strömungsverhältnisse im Nasenrachenraum von den natürlichen grundverschieden sein. Da wir erwarten, daß die Wirbelbildung der strömenden Luft in Nase und Nasenrachenraum für die Staubabscheidung von Bedeutung ist, so schien es notwendig, die Anordnung bei der Untersuchung so zu treffen, daß die Strömungsverhältnisse von den natürlichen nicht oder doch nur möglichst wenig verschieden sind.

Die Untersuchungen bei natürlicher Atmung zu machen, war nicht möglich, da es grundsätzliche Schwierigkeiten bereiten würde, bei natürlicher Atmung aus dem Rachen eine genügend große Luftprobe zu entnehmen, um die Menge des Staubes festzustellen, welche die Nase passiert hat. Um diesen Schwierigkeiten zu begegnen, wählten wir für unsere Meßeinrichtung das Prinzip, einen Strom staubhaltiger Luft in die Nasenlöcher einzublasen und bei angehaltenem Atem durch den Mund wieder austreten zu lassen (LEHMANN 1, 2). Es ist dann nur notwendig, die Staubkonzentration des in die Nase eintretenden und aus dem Munde austretenden Luftstromes zu ermitteln, um hieraus die Filterwirkung der Nase festzustellen. Eine eventuelle Staubabscheidung in der Mundhöhle durfte vernachlässigt werden, da von vorneherein zu erwarten war, daß sie relativ zu der Abscheidung in der Nase nur sehr gering sein würde. Bei dieser Meßtechnik ist es notwendig, daß die untersuchte Person während der Durchführung der Messung den Atem anhält. Es ist andererseits notwendig, daß sie, ohne zu pressen, die Luft durch Nasenrachenraum und Mundhöhle passieren läßt. Es zeigte sich jedoch, daß es bei einigem guten Willen allen Menschen leicht möglich ist, diese Bedingungen zu erfüllen.

b) Technische Ausführung.

Nachdem auf Grund dieses Prinzips zunächst behelfsmäßig eine Einrichtung hergestellt worden war, mit der wir praktische Erfahrungen sammeln konnten, ließen wir die in Abb. 1 im Schema und in Abb. 2 und 3 in Vorder- und Rückansicht dargestellte Meßeinrichtung zur Durchführung der Untersuchungen bauen[1]. Die Einzelheiten des Apparates sind folgende:

Eine kleine durch einen Elektromotor angetriebene Kolbenpumpe P liefert einen Luftstrom, der durch Regulieren eines Vorschaltwiderstandes oder auch durch Verstellen des Hahnes H, der in die Zuleitung zur Pumpe eingesetzt ist, verändert werden kann. Wir

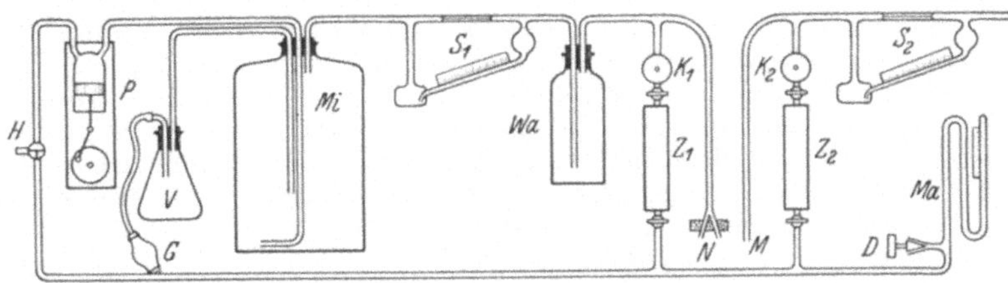

Abb. 1. Schema des Apparates zur Messung des Staubbindungsvermögens.

arbeiten in der Regel mit einem Luftstrom von 6—8 Litern pro Minute. Den Luftstrom stärker zu wählen, ist nicht zweckmäßig, da er sonst im Rachen fühlbar wird und zu Abwehrreflexen führt. Mit dem Luftstrom wesentlich herunterzugehen, empfiehlt sich nicht, da sonst die Durchspülung der Nasen- und Mundhöhle zu lange Zeit in Anspruch nehmen würde.

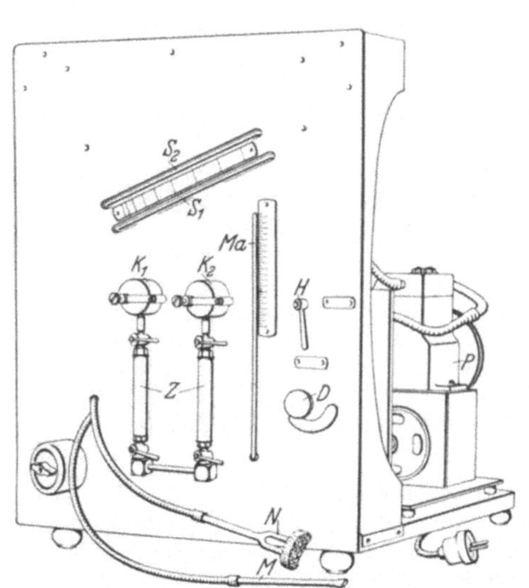

Abb. 2. Apparat zur Messung des
Staubbindungsvermögens (Vorderansicht).

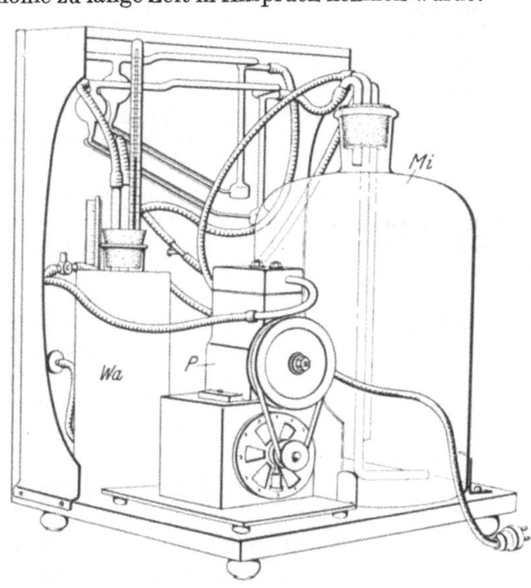

Abb. 3. Rückansicht des Apparates.

Von der Pumpe wird die Luft in die Mischflasche Mi geleitet, wo sie dicht über dem Boden austritt. Die Mischflasche hat eine Größe von etwa 10 Litern und wird durch eine aus dem kleinen Vorratsgefäß V kommende Leitung mit Staub versehen. Ein Handballgebläse G dient dazu, die gewünschte Staubmenge in die Mischflasche zu bringen. Von der Mischflasche strömt die Luft zu dem auf dem oberen Teil der Frontplatte des Apparates sichtbaren Strömungsmesser S_1, der dazu bestimmt ist, die von der Pumpe gelieferte und in die Nase eingeblasene Luftmenge zu messen. Die Luft gelangt dann weiter in eine mit Wasser gefüllte Waschflasche Wa, die durch elektrische Heizung auf 37° erwärmt wird. Ein Thermometer gestattet es, die Temperatur zu kontrollieren. Während die Heizung eingeschaltet ist, brennt ein Kontrollämpchen, damit nicht das rechtzeitige Abstellen der Heizung vergessen und das Wasser zu stark erwärmt wird.

---

[1] Der Apparat wird von der Firma Dr. Taurke, Dortmund, Saarbrückerstr., hergestellt.

Die Waschflasche *Wa* hat den Zweck, die Luft anzufeuchten und anzuwärmen, sowie die in dem Staub befindlichen gröberen Körnchen zurückzuhalten. Der Staub, welcher durch die Waschflasche gegangen ist, ist von verhältnismäßig einheitlicher Korngröße. Kurz hinter der Waschflasche ist in die Luftleitung mit einem T-Stück eine Meßeinrichtung K_1 eingeschaltet, welche zur Bestimmung der Staubkonzentration des in die Nase eingeblasenen Luftstromes dient.

Zur Messung des Staubgehaltes benützen wir das Konimeterprinzip, das z. B. den Apparaten von OWENS, HEYMANN und den ZEISSschen Apparaten zugrunde liegt (Übersicht s. bei LEDERER, kritische Würdigung bei FABER). Ein Metallzylinder Z_1, von etwas mehr als 10 ccm Inhalt, der oben und unten durch einen Hahn abgeschlossen wird, wird von unten her evakuiert. Bei entsprechender Stellung des Dreiwegehahnes *H* wird die Saugleitung der Pumpe *P* mit dem Manometer *Ma* und der zu den Zylindern Z_1 und Z_2 führenden Leitung in Verbindung gesetzt. Die Düsenschraube *D* dient dazu, den entstehenden Druck zu regulieren. Nachdem an dem Manometer der Druck von 160 mm Hg erreicht wird, werden die unteren Hähne der Zylinder *Z* geschlossen. Die Größe der Zylinder *Z* ist so berechnet, daß sie bei einem Druck von 160 mm Hg genau 10 ccm Luft von normalem Druck ansaugen, wenn der obere Hahn geöffnet wird.

Beim Öffnen des oberen Hahnes werden 10 ccm Luft aus dem zur Nase fließenden Luftstrom abgesaugt und treten durch eine Düse von 3 mm Durchmesser in die Konimeterkammer ein. Die runde Konimeterkammer ist mit einem durch Schraubverschluß festgehaltenen Deckel versehen, an dessen Innenseite eine 1,5 mm dicke, runde Glasscheibe durch kleine Klammern festgehalten wird. Die Glasscheibe ist an die Stelle der früher verwendeten mit Deckglasstreifen überklebten Metallringe getreten. Die Düse steht der Mitte dieser Glasscheibe im Abstand von 1 mm gegenüber. Beim Ansaugen schlägt sich daher der Staub auf dem Glasplättchen nieder und bildet einen gleichmäßigen runden Fleck. Ein besonderes Präparieren der Oberfläche des Glases durch stark verdünnten Canadabalsam wurde von uns früher angewendet, später aber als überflüssig wieder aufgegeben.

Der zur Nase fließende Luftstrom gelangt durch einen Gummischlauch zu dem Nasenstück *N*, das aus einem ypsilonförmigen Glasrohr besteht, dessen beide Schenkel durch mit Gummiverbindungen aufgesetzten Glasröhrchen verlängert und leicht beweglich gemacht worden sind. Diese Glasröhrchen durchbohren eine Moosgummiplatte, die, an den Naseneingang angepreßt, dazu dient, die notwendige Abdichtung herzustellen. Bei dieser Anordnung wird vermieden, daß die Luft zuführenden Röhrchen in die Nase selbst hereinragen, damit die Strömungsverhältnisse im Naseninnern so wenig wie möglich beeinflußt werden.

Das Mundstück *M* besteht aus einem einfachen Glasrohr, das zur Desinfektion abgeschraubt werden kann. Von ihm führt ein Schlauch zu dem Konimeter K_2, das in allen Einzelheiten dem ersten Konimeter vollkommen gleicht. Zuletzt gelangt die Luft zu dem Strömungsmesser S_2.

c) Die praktische Handhabung.

Das Beobachten der beiden Strömungsmesser während der Durchführung einer Messung ermöglicht jederzeit ein Urteil darüber, ob genügend Luft durch Nase, Rachen und Mund strömt. Wenn bei angesetztem Nasen- und eingeführtem Mundstück der zweite Strömungsmesser auf Null stehenbleibt, so liegt das in der Regel daran, daß der Untersuchte unwillkürlich mit dem Gaumensegel oder Zungenrücken den Weg vom Schlundkopf zur Mundhöhle absperrt. Die Folge davon ist meist sehr bald ein Druckgefühl im Mittelohr. Zeigt der zweite Strömungsmesser einen höheren Wert als der erste, so wird der Atem nicht richtig angehalten und der einströmenden Luft Ausatmungsluft beigemengt. Steigt die Flüssigkeitssäule in dem zweiten Strömungsmesser nur stoßweise in die Höhe, so wird der Luftstrom durch intermittierendes Anlegen des Gaumensegels oder Zungenrückens unterbrochen. Auch in diesem Falle darf die Messung noch nicht ausgeführt werden, da sich erfahrungsgemäß meist falsche Werte ergeben. Zweckmäßig läßt man vor Ausführung einer Messung den zu Untersuchenden einige Male üben, bis er in der Lage ist, die Luft ungehindert durch Nase und Mund strömen zu lassen. Bei manchen Personen ist es notwendig, durch entsprechende Anweisungen über die richtige Haltung der Zunge die Übung zu unterstützen. Man gibt z. B. den Auftrag, eine Phonationsstellung einzunehmen oder zu schlucken. Nachdem eine anfänglich oft vorhandene Scheu vor der Apparatur überwunden ist, macht die richtige Haltung der Zunge in der Regel keine großen Schwierigkeiten mehr.

Vor Ausführung der eigentlichen Messung läßt man zunächst ein paar tiefe Atemzüge machen, dann bei mäßig tiefer Einatmung den Atem anhalten. Dann wird, während die Pumpe bereits läuft und Staub aufgewirbelt ist, das Nasenstück angesetzt und das Mundstück eingeführt. Beide werden zweckmäßig von dem zu Untersuchenden selbst festgehalten. Nachdem die Luft gleichmäßig mindestens 5 Sekunden durch Nase und Mund geströmt ist, kann man bei einem Luftstrom von 6 Litern pro Minute annehmen, daß Nasen- und Mundhöhle gleichmäßig durchspült sind. Nunmehr wird zuerst das Konimeter an der Nasenseite durch Öffnen des oberen Hahnes in Tätigkeit gesetzt und sofort danach auch der obere Lufthahn an dem zweiten Konimeter geöffnet. Das Zeitintervall zwischen dem Öffnen des Hahnes am ersten und am zweiten Konimeter soll etwa der Zeit entsprechen, die ein Staubteilchen braucht, um vom ersten zum zweiten Meßinstrument zu gelangen. Wird die Entnahme in dieser Weise durchgeführt, so werden Fehler, die durch kleine Unregelmäßigkeiten der Staubverteilung in der Durchströmungsluft entstehen könnten, vermieden.

Die Messung der Staubkonzentration mit Hilfe von Konimetern bereitet gewisse grundsätzliche Schwierigkeiten, weil sich niemals mit Sicherheit der gesamte, in der Luft schwebende Staub niederschlägt. Die großen Differenzen, die sich bei Messungen der Staubkonzentration in staubgefüllten Räumen mit Konimetern immer ergeben, kommen vor allem daher, daß auch bei gleicher Korngröße des Staubes und gleicher Ansauggeschwindigkeit der Prozentsatz des niedergeschlagenen Staubes wesentlich von der Temperatur der Luft, deren Feuchtigkeitsgehalt sowie von der Temperatur der Platte abhängt, auf welcher der Staub zum Niederschlag gebracht werden soll. Unsere Apparatur hat den Zweck, die prozentuale Abnahme der Staubkonzentration zu erfassen, welche zwischen der Messung in dem Konimeter K_1 und der Messung in dem Konimeter K_2 eintritt. Die Frage, ob in den Konimetern wirklich 100% des Staubes gemessen wird, ist daher für unsere Zwecke belanglos. Notwendig ist aber, daß der zum Niederschlag kommende Prozentsatz des Staubes an beiden Meßstellen genau der gleiche ist. Das kann nur dadurch erreicht werden, daß auch die relative Feuchtigkeit der Luft, die Temperatur der Luft und der Meßeinrichtung an beiden Stellen gleich ist.

Würden wir die staubhaltige Luft direkt aus der Mischflasche zur Nase fließen lassen, so würde sie in dem Konimeter 1 trocken und von Zimmertemperatur sein, zu dem Konimeter 2 gelangt aber die aus dem Mund ausströmende Luft, die sich bei der Passage durch die Nase und den Mund erwärmt und mit Feuchtigkeit angereichert hat. Die Meßbedingungen würden also an beiden Stellen verschieden sein. Der Einbau der Waschflasche Wa ermöglicht es, die Luft, welche dem Konimeter K_1 zuströmt, zu erwärmen und anzufeuchten. Da sie sich aber bei der Passage durch die Gummischläuche, ebenso wie die aus dem Mund kommende Luft, bis zur Erreichung der Konimeter bereits mehr oder weniger abkühlen würde, genügt der Durchgang durch die erwärmte Waschflasche nur dann, um exakte Meßbedingungen zu schaffen, wenn die ganze Apparatur gleichmäßig vorgewärmt ist. Bei der praktischen Durchführung von Messungen ist daher folgendes zu beachten:

Zunächst werden die zu Mund- und Nasenstück führenden Schläuche direkt miteinander gekoppelt. Nachdem das Wasser in der Waschflasche auf 37⁰ erwärmt ist, wird die Pumpe in Tätigkeit gesetzt. Der Luftstrom sorgt nunmehr für eine gleichmäßige Vorwärmung der Gummischläuche. Nach höchstens 10 Minuten haben sich erfahrungsgemäß stabile Verhältnisse eingestellt. Wird jetzt eine Messung durchgeführt, so strömt die Luft mit einer Temperatur von etwa 30⁰ an dem Konimeter K_1 vorbei und ist, wie wir uns wiederholt überzeugten, mit Wasserdampf gesättigt. Sie tritt mit etwa 29⁰ in die Nase ein, erwärmt sich bei der Passage durch Nase und Mund wieder um etwa 2⁰ und gelangt, ebenfalls mit Wasserdampf gesättigt und mit einer Temperatur von etwa 30⁰, zu dem zweiten Konimeter. Werden die Messungen schnell hintereinander durchgeführt, so bleiben die einzelnen Teile des Apparates richtig temperiert. Tritt jedoch zwischen den einzelnen Messungen eine größere Pause ein, so muß wieder Kurzschluß zwischen Nasen- und Mundschlauch hergestellt und durch entsprechend lang dauernden Leerlauf dafür gesorgt werden, daß die Temperaturverteilung wieder die gewünschte wird.

Eine Störung dieser Verhältnisse tritt unter Umständen bei abnormen Zimmertemperaturen ein. Nach Möglichkeit soll daher die Temperatur der Räume, in denen die Messungen vorgenommen werden, stets nahe bei 20⁰ liegen. Sinkt die Temperatur ausnahmsweise unter 18⁰, so kann durch entsprechend längeres Leerlaufen des Apparates noch eine richtige Messung erreicht werden. Der Fehler, der bei zu niedriger Raumtemperatur entsteht, liegt in der Richtung, daß das Staubbindungsvermögen der Nase schlechter erscheint als es tatsächlich ist, während umgekehrt bei Zimmertemperaturen von über 26⁰ sich leicht Falschmessungen ergeben, bei denen das Staubbindungsvermögen besser erscheint, als es ist.

In den Leitungen des Apparates schlägt sich Kondenswasser nieder, das entleert werden muß, wenn seine Menge zu groß wird. Gelegentlich kommt es auch vor, daß ein Wassertropfen bei der Probeluftentnahme im Konimeter mitgerissen wird. Ist das Staubplättchen feucht, so muß die Messung verworfen und die Düse trocken gewischt werden.

Vor der Ausführung von Messungen ist es unbedingt zu empfehlen, sich von dem richtigen Funktionieren des Apparates zu überzeugen. Nach dem Warmlaufenlassen (s. S. 9) wird daher ein Leerversuch vorgenommen, bei dem Nasen- und Mundschlauch miteinander verkoppelt bleiben. Wird jetzt mit den beiden Konimetern unmittelbar nacheinander eine Luftentnahme vorgenommen, so muß die Auswertung der beiden Staubflecken nach einer der unten beschriebenen Methoden den gleichen Wert liefern. Praktisch darf eine Übereinstimmung dieser Messungen bis auf 5% als befriedigend angesehen werden.

Stimmen die von beiden Konimetern erhaltenen Werte nicht überein, so kann der Fehler in einer ungleichmäßigen Anwärmung des Apparates begründet sein. Es wird dann bei öfterer Wiederholung des Versuchs, wobei das sich bildende Kondenswasser aus den Düsen ausgewischt wird, der Fehler immer kleiner werden und allmählich verschwinden. Bleibt der Fehler bestehen, so kann er auf einer Undichtigkeit eines der 4 Vakuumhähne an den Zylindern beruhen. Die Dichtigkeit dieser Hähne läßt sich leicht in folgender Weise prüfen: Die Zylinder werden bei entsprechender Stellung der Hähne durch die Pumpe evakuiert, dann werden bei einer bestimmten Manometerstellung die unteren Hähne geschlossen. Durch Öffnen der Düsenschraube D wird die zu den Zylindern führende Vakuumleitung auf normalen Luftdruck gebracht und 5 Minuten gewartet. Dann wird wiederum evakuiert, zuletzt der Hahn auf „Drücken" gestellt und mit Hilfe der Düsenschraube das Manometer auf das gleiche Niveau wie anfangs gestellt. Wird jetzt einer der unteren Hähne der Zylinder geöffnet, so darf der Quecksilbermeniscus des Manometers nicht nach oben springen. Ist das doch der Fall, so muß einer der beiden Hähne des betreffenden Zylinders undicht sein. Die Hähne müssen dann herausgenommen werden, mit Hahnenfett sorgfältig gefettet, wieder eingesetzt und nochmals geprüft werden.

Fehlerhafte Ergebnisse beim Leerversuch können ferner durch ungleiche Stellung der Konimeterdüsen hervorgerufen werden. Die Düsen werden durch zwei Muttern, die von vorn und von hinten angebracht sind, gehalten. Durch entsprechendes Lösen und Festziehen der Muttern können die Düsen leicht nach vorn bzw. hinten verstellt werden. Verschieben der Düse nach vorn, also Annäherung an das Glasplättchen, vergrößert die niedergeschlagene Staubmenge. Der Abstand zwischen Düse und Glasplättchen darf aber nicht zu klein sein, da sonst kein gleichmäßig runder Staubfleck entsteht, sondern eine ringförmige Figur.

Ist der Apparat längere Zeit im Gebrauch, so tritt allmählich eine Verschmutzung der Leitungen durch den Staub ein. Nur wenn sie sehr stark ist, können hierdurch unter Umständen Fehlmessungen entstehen. Es ist zweckmäßig, die Schläuche und Glasteile auseinanderzunehmen, sie sorgfältig zu reinigen und zu trocknen, wobei das Durchspülen der Gummischläuche nicht vergessen werden darf.

d) Die Auswertung der Konimeterplättchen.

Der auf dem Glasplättchen niedergeschlagene Staub bildet einen gleichmäßigen Fleck von 3 mm Durchmesser. Für die Auswertung der Staubflecke haben wir zwei Methoden entwickelt, die bei entsprechender Übung als gleichwertig anzusehen sind. Die eine Methode ist ein mikroskopisches Auszählverfahren, das naturgemäß mehr Zeit in Anspruch nimmt als die zweite, photometrisch arbeitende Methode, bei der das ZEISSsche „Pulfrich-Photometer" benötigt wird.

α) **Das mikroskopische Auszählverfahren.** Für die Auszählmethode wird die BÜRKERsche Kammer zur Blutkörperchenzählung verwendet. Der Objektträger der Kammer wird zu diesem Zweck mit Haltebügeln armiert, die dazu dienen, die Glasplättchen auf die Kammer aufzudrücken. Das Plättchen wird mit der Staubschicht nach unten auf den Objektträger aufgelegt. Da der mittlere Teil, die eigentliche Kammer, die das Zählnetz trägt, etwas vertieft ist, so besteht nicht die Gefahr, daß der Staubfleck durch das Auflegen verwischt wird. Das Glasplättchen wird nunmehr unter Beobachtung mit dem bloßen Auge so verschoben, daß der Fleck genau über dem eingeätzten Feld der Zählkammer liegt. Die Größe des Fleckes ist so gewählt, daß die bestaubte Fläche einen eingeschriebenen Kreis in dem Quadrat der Zählfläche bildet. Die Kammer wird nun auf den Kreuztisch des Mikroskops aufgelegt und bei tiefstehender Kondensorlinse mit einer etwa 200fachen Vergrößerung beobachtet. Man erkennt im mikroskopischen Bild die unregelmäßig geformten Staubkörnchen, die, sofern die Bestaubung gut ist, nicht miteinander verklebt sind. Bei der relativ großen Staubmenge ist es weder notwendig noch möglich, den ganzen Staubfleck auszuzählen. Wir begnügen uns damit, die mittlere senkrechte und waagerechte Reihe der kleinsten Quadrate von 0,05 mm Seitenlänge auszuzählen.

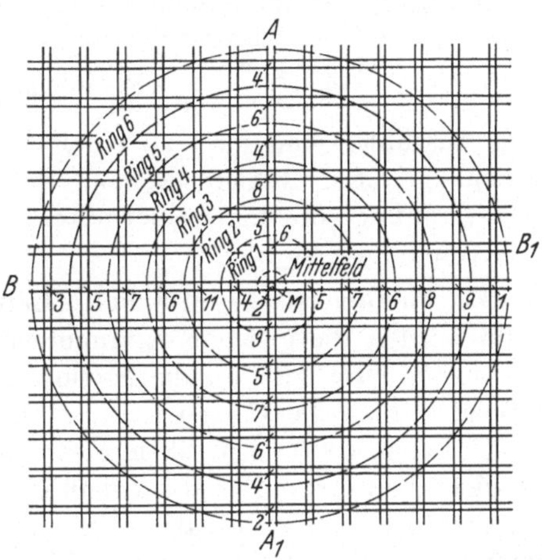

Reihe	1	2	3	4	5	6	7
	$A - M$	$M - A_1$	$B - M$	$M - B_1$			$\cdot 10^{-3}$
Ring 6 .	4	2	3	1	$10 \times 236 =$		2,36
„ 5 .	6	4	5	9	$24 \times 196 =$		4,71
„ 4 .	4	6	7	8	$25 \times 157 =$		3,93
„ 3 .	8	7	6	6	$27 \times 118 =$		3,19
„ 2 .	5	5	11	7	$28 \times 78 =$		2,20
„ 1 .	6	9	4	5	$24 \times 39 =$		0,94
Mittelfeld	2		2		$4 \times 10 =$		0,04
							17,37

Es ist also die Staubmenge im Konimeter 1: $R_1 = 17{,}4 \cdot 10^{-3}$
Im Konimeter 2 soll entspr. gefunden sein: $R_2 = 6{,}5 \cdot 10^{-3}$
dann ist: $R_1 - R_2 = 10{,}9 \cdot 10^{-3}$

$$\text{Staubbindungs-} \atop \text{vermögen} \Big\} = \frac{100\,(R_1 - R_2)}{R_1} = \frac{10{,}9 \cdot 100}{17{,}4} = 62{,}8\%$$

Abb. 4. Schema und Beispiel zur Auszählung der Staubflecken.

Man muß damit rechnen, daß die Verteilung des Staubes innerhalb des Fleckes nicht völlig gleichmäßig ist. Vor allem kommt es vor, daß der Staub eine leicht ringförmige Zeichnung ergibt. Würde man daher den Durchschnittsstaubgehalt beliebig herausgegriffener Quadrate bestimmen und auf die ganze Fläche umrechnen, so könnten sich Fehler ergeben. Um diese zu vermeiden, insbesondere um den ringförmigen Aufbau des Staubfleckes zu berücksichtigen, denken wir uns den Staubfleck in konzentrische Ringe zerlegt. Entsprechend den 13 in einer Reihe liegenden kleinsten Quadraten der Zählkammer (s. Abb. 4) ergeben sich ein Mittelfeld und 6 Ringe. Wir addieren also den Staubgehalt der 4 ganz außen (im Ring 6) liegenden Quadrate miteinander und multiplizieren mit der Zahl, welche der Fläche des Ringes entspricht, auf dem sie liegen. Ebenso verfährt man mit den 4 nächsten Quadraten, bis man schließlich zum Mittelfeld gelangt.

Zweckmäßig beginnt man bei A (s. Abb. 4) zu zählen und setzt das Zählen über die Mitte M bis A_1 fort. Die Zählergebnisse werden entsprechend der Tabelle eingetragen. Dann zählt man von B über M nach B_1. Bei der angewandten Schreibung stehen die zu einem Ring gehörigen Zahlen auf der gleichen Zeile und können bequem addiert werden (Spalte 5 der Tabelle). Sie werden mit den in Spalte 6 eingetragenen Flächenwerten der einzelnen Ringe multipliziert und ergeben die Staubzahlen der einzelnen Ringe in Spalte 7, ausgedrückt in 1000 Teilchen. Die Addition ergibt die gesamte Staubmenge in 10 ccm Luft. Die Differenz zwischen den Staubwerten der beiden Konimeterplättchen $(R_1—R_2)$ ist die in der Nase zurückgehaltene Staubmenge. Wir drücken die zurückgehaltene Menge in Prozenten der Ausgangskonzentration aus und erhalten also

$$\frac{100 \cdot (R_1 — R_2)}{R_1} = \text{Staubbindungsvermögen der Nase.}$$

Das Auszählen von zwei zu einem Versuch gehörigen Plättchen erfordert bei einem geübten Zähler je nach der Staubmenge 10—20 Minuten. Die Übereinstimmung, die bei wiederholtem Zählen von geübten Zählern erreicht wird, beträgt etwa $\pm 2\%$.

$\beta)$ **Die photometrische Methode** (LEHMANN 6). Für die photometrische Methode werden die gleichen Konimeterplättchen verwendet wie für die Auszählmethode. Nur tritt an die Stelle der Zählung die Messung des von dem Staubfleck diffus reflektierten Lichtes. Die von anderer Seite (W. R. FRANKEN und L. C. TRESIDDER) empfohlene Messung des durchfallenden Lichtes hat sich uns weniger bewährt. Für die Ausführung der Messungen wird das Pulfrich-Photometer in der Kombination, wie es für Messungen reflektierten Lichtes verwendet wird, mit einem Spezialobjekttisch[1] versehen. Dieser besteht aus zwei Teilen. Der unter dem rechten Photometerobjektiv liegende Teil besteht im wesentlichen aus einer schrägen Auflage für das zu untersuchende Konimeterplättchen. Der Winkel, den diese Auflage gegen die Horizontale bildet, ist so gewählt, daß bei Beleuchtung des aufgelegten Glasplättchens mit der Photometerlampe der direkte Glasreflex eben nicht mehr in das Photometerobjektiv hereinfällt.

Wird die Lupe des Photometers hochgeschlagen, so sieht man in schwacher Vergrößerung den Staubfleck und kann das Glasplättchen so verschieben, daß der Staubfleck in der Mitte des Gesichtsfeldes liegt. Die Blende des rechten Photometerschenkels wird dabei so eingestellt, daß sie den Staubfleck eng umschließt. Die Entfernung zwischen Objektiv und Staubfleck wird so gewählt, daß das dann der Fall ist, wenn die rechte Trommel auf dem Teilstrich 50 steht. Zweckmäßig läßt man daher die rechte Trommel unverändert auf dieser Einstellung.

Als Vergleichsfläche für die Helligkeit des Staubfleckes dient ein unter dem linken Photometerobjektiv liegendes matt-schwarz lackiertes Quarzprisma. Dieses Prisma ist auf den linken Teil des Objekttisches aufgekittet und kann durch eine Stellschraube gegen die Horizontale geneigt werden. Die Neigung ist erforderlich, um die Helligkeit wieder auf den der Eichung zugrunde liegenden Wert bringen zu können. Abb. 5 zeigt das Pulfrich-Photometer mit dem Spezialobjekttisch.

Die photometrische Meßeinrichtung wurde dadurch geeicht, daß zahlreiche Plättchen ausgezählt und photometriert wurden. In Abb. 6 finden wir Einzelmessungen dieser Eichung. Auf der Abszisse sind die abgelesenen Trommelstriche und als Ordinaten die Staubmengen eingetragen. Für den praktischen Gebrauch empfiehlt es sich, die Eichkurve vergrößert zu zeichnen.

---

[1] Der Objekttisch wird, ebenso wie das Photometer, von der Firma C. Zeiß, Jena, geliefert.

Wie Abb. 6 zeigt, ist die Eichkurve keine gerade Linie, d. h. die Menge des von dem Staub reflektierten Lichtes ist der Zahl der Staubkörnchen nicht streng proportional. Die Kurve geht nicht durch den Nullpunkt, sondern schneidet die Abszissenachse bei dem Teilstrich 1,5. Diese Erscheinung beruht darauf, daß auch die sorgfältigst gereinigte Glasfläche nicht optisch leer ist, sondern eine, wenn auch sehr geringe, Lichtzerstreuung aufweist. Weiterhin zeigt die Kurve einen leicht S-förmigen Verlauf in dem Sinne, daß bei einer verhältnismäßig geringen Staubmenge die Menge des reflektierten Lichtes schneller ansteigt als die Zahl der Staubkörnchen, während umgekehrt bei hohen Staubkonzentrationen die Lichtmenge langsamer zunimmt als die Zahl der Staubkörnchen. Das Verhalten bei den hohen Konzentrationen ist offenbar darauf zurückzuführen, daß das Reflexionsvermögen der einzelnen Staubkörnchen infolge gegenseitiger Überlagerung nicht mehr voll zur Geltung kommt. Entsprechend dürfte wahrscheinlich die Krümmung im Anfangsteil der Kurve darauf zurückzuführen sein, daß Licht, welches von einem Körnchen in der Richtung der Ebene des Objekttisches reflektiert wird, von benachbarten Körnchen nochmals zurückgeworfen wird und so indirekt in das Photometerobjektiv gelangt. Diese Erscheinung muß bei einem bestimmten mittleren Abstand der Staubkörnchen voneinander, also bei einer bestimmten Konzentration, am größten sein.

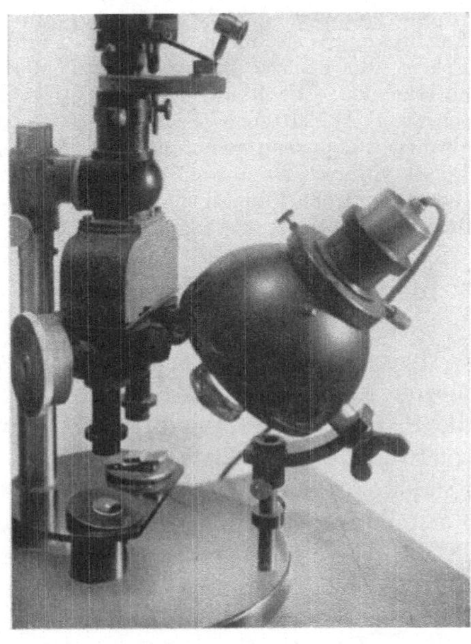

Abb. 5. Pulfrich-Photometer mit Spezialobjekttisch für Staubmessung im reflektierten Licht.

Für das praktische Arbeiten mit dem Photometer ist es wichtig, die Vergleichsfläche auf der linken Photometerseite jederzeit wieder auf den richtigen, der Eichkurve entsprechenden Wert einstellen zu können. Zu diesem Zweck ist es vorteilhaft, sich ein Staubplättchen mit einem Deckglas zu versehen, nachdem man es sorgfältig im Mikroskop ausgezählt oder aber mit einem geeichten Photometer gemessen hat. Es ist dann nur notwendig, die linke Trommel auf den diesem Plättchen entsprechenden Wert einzustellen und mit Hilfe der Justierschraube die Vergleichsfläche so zu neigen, daß zwischen dem Standardplättchen und der Vergleichsfläche gleiche Helligkeit besteht.

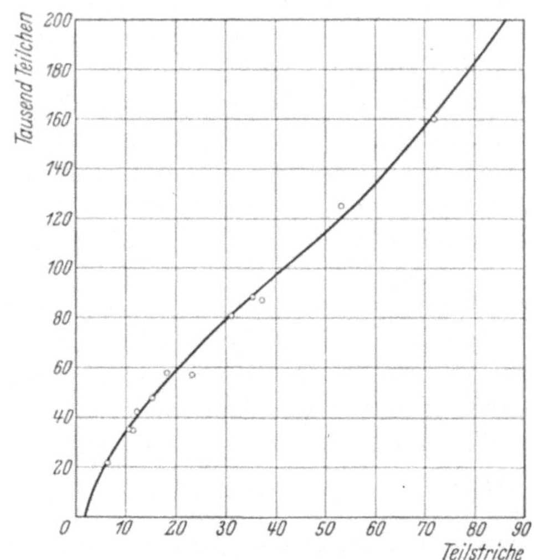

Abb. 6. Photometer-Eichkurve.

Zur Durchführung der Messungen ist es notwendig, das Photometer in einem halbdunklen Raum aufzustellen, oder wenn ein solcher nicht bequem zur Hand ist, in einem durch Vorhänge abgeschlossenen dunklen Kasten.

Die photometrische Methode erfordert eine sehr sorgfältige Reinigung der Glasplättchen. Fettflecke, wie sie durch die leiseste Berührung mit dem Finger entstehen, machen große Fehler. Bei hochgeschlagener Photometerlupe sind derartige Verunreinigungen unschwer zu erkennen. Die Reinigung von Fett erfolgt zweckmäßig durch Xylol. Bestaubte, aber sonst saubere Plättchen werden mit Zellstoffläppchen abgewischt. Für jedes Abwischen wird ein neues Läppchen genommen. Die zurückbleibenden Fasern werden mit einem weichen Pinsel entfernt. Baumwoll- oder Lederläppchen eignen sich weniger, da sie durch die Berührung mit den Fingern sehr schnell Fettspuren aufnehmen. Zerkratzte Plättchen müssen durch neue ersetzt werden.

3. Die Bedeutung der Korngröße und der chemischen Natur des Staubes für die Bindung in der Nase.

Bereits die früher erwähnten alten Versuche über das Staubbindungsvermögen der Nase (KAYSER, ASCHENBRANDT, BLOCH) hatten gezeigt, daß offenbar die Korngröße des zur Prüfung verwendeten Staubes eine wesentliche Rolle spielen muß. Die Tatsache eines großen Einflusses der Korngröße erscheint ohne weiteres einleuchtend, selbst dann, wenn wir uns ins einzelne gehende Vorstellungen über den Mechanismus der Staubbindung in der Nase nicht machen. Da wir von vorneherein beabsichtigten, unsere Untersuchungen in den Dienst der Silicosebekämpfung zu stellen, so war es klar, daß wir zur vergleichenden Messung des Staubbindungsvermögens verschiedener Menschen uns einer Korngröße bedienen mußten, welche dem in den gefährdeten Betrieben in der Luft schwebenden, Silicose erzeugenden Staub entspricht.

Mineralischer Staub, der längere Zeit in der Luft schweben bleibt, weist im allgemeinen Korngrößen auf, die einem Durchmesser von weniger als $10\ \mu$ entsprechen. Bei Staub, der sich über mehrere Stunden in Arbeitsräumen schwebend erhält, geht der Durchmesser der einzelnen Staubkörnchen kaum über $3\ \mu$ hinaus. Da der Staub in manchen Betrieben direkt bei seiner Entstehung eingeatmet wird, so gelangen zweifellos neben den erwähnten kleinen Schwebeteilchen auch größere Staubkörnchen in das Innere des Körpers. Die praktische Erfahrung zeigt aber, daß die gröberen Teilchen in den Luftwegen liegenbleiben und nicht bis in die Alveolen gelangen. Sie kommen daher für die Erzeugung von silikotischen Veränderungen der Lunge nicht in Frage. Die Entscheidung, welche Korngrößen bis in die Lungenbläschen vorzudringen vermögen, läßt sich auf Grund der Untersuchung von Staublungen einerseits, und auf Grund von Berechnungen andererseits feststellen.

Mikroskopische Untersuchungen an silikotischen Lungen, wie sie neuerdings vor allem von JONES zur Stützung seiner Sericittheorie ausgeführt worden sind, haben gezeigt, daß in die Lungenbläschen im allgemeinen nur Staubkörnchen von weniger als $3\ \mu$ Durchmesser gelangen. Körnchen von 5 oder gar $10\ \mu$ sind selten und finden sich in größeren Mengen erst in den Verzweigungen des Bronchialbaumes. Das Vorhandensein ultramikroskopischer Quarzteilchen in der Lunge wurde von COOKE neuerdings durch Untersuchung der Asche silikotischer Lungen bestätigt. Es ist daher anzunehmen, daß für die Erzeugung von Silicose im wesentlichen die Teilchen unter $3\ \mu$ in Frage kommen. Eine kürzlich von FINDEISEN durchgeführte Berechnung steht in guter Übereinstimmung mit diesen Befunden. FINDEISEN führt unter Berücksichtigung der Sedimentation, der

BROWNSchen Molekularbewegung, der Ausschleuderung an den Kurven und des Randeffektes eine Berechnung der in den einzelnen Teilen der Bronchien und der Lunge zum Niederschlag kommenden Teilchengrößen durch, um hieraus Anhaltspunkte zu gewinnen für die Applikation von Heilmitteln, mit denen man auf ganz bestimmte Stellen der Luftwege einwirken will. Er kommt zu dem Ergebnis, daß bis in die Lungenbläschen selbst im wesentlichen nur Teilchen von der Größenordnung 1—2 μ gelangen, während alle gröberen Teilchen bereits vorher liegenbleiben. Er stellt weiter die allerdings experimentell noch nicht nachgeprüfte Behauptung auf, daß Teilchen, deren Durchmesser der Größenordnung nach 0,1—0,3 μ beträgt, zum größten Teil wieder ausgeatmet werden. Von den allerkleinsten Teilchen dagegen bleibt wieder ein größerer Prozentsatz in den Alveolen liegen. Das Ergebnis dieser Berechnung steht, wie man sieht, in guter Übereinstimmung mit den Befunden der Pathologen und Mineralogen, die vorwiegend Teilchen von 1—3 μ Größe in den Alveolen fanden. Es muß hervorgehoben werden, daß eine solche Berechnung, wie die von FINDEISEN, so interessant sie ist, unbedingt einer experimentellen Bestätigung bedarf, ehe aus ihr Schlüsse gezogen werden können. Da Teilchen von 0,1 μ Größe und, natürlich erst recht noch kleinere Teilchen, im Mikroskop nicht sichtbar sind, so sind wir über ihr Vorhandensein im Staub und über ihr Verhalten in der Lunge sehr mangelhaft unterrichtet. Die Möglichkeit, daß vielleicht gerade diese kleinsten Teilchen, dank ihrer großen Oberflächenentwicklung, besonders gefährlich sind, muß zugegeben werden.

Die Frage, ob kolloidal verteilte Kieselsäure in der Lage ist, Silicose hervorzurufen, kann noch nicht als endgültig entschieden angesehen werden. SIEGMUND sah nach Injektionen von kolloidaler Kieselsäure in die Blutbahn silikotische Veränderungen in verschiedenen Organen entstehen. GARDNER dagegen fand, daß die Einatmung gröberer Quarzkörner Fremdkörperreaktionen hervorruft, während Teilchen von 1—3 μ zu einer silikotischen Knötchenbildung führt, noch kleinere Teilchen aber und kolloidale Kieselsäure nur Entzündungen und Nekrosen hervorriefen.

Bemerkenswert ist in diesem Zusammenhang vor allem die Untersuchung von FABER über den Nachweis und die Größenbestimmung ultramikroskopischer Quarzteilchen im Lungengewebe. FABER arbeitete mit DEBYE-SCHERRER-Diagrammen und kommt zu der Feststellung, daß im Flugstaub zahlreiche Krystallteilchen von kolloidalen Dimensionen vorhanden sind, und daß sich im Lungengewebe von Silicosekranken Teilchen in der Größenordnung von 17—81 mμ in einer solchen Menge finden, daß daneben die relativ wenigen Teilchen von 1 μ und mehr kaum eine Rolle spielen. FABER läßt zunächst die Frage offen, ob der nachgewiesene Quarzstaub kolloidaler Größenordnung hauptsächlich durch die Auflösung größerer Teilchen entstanden ist, oder ob er als solcher eingeatmet worden ist. Er betont, daß, sofern das letztere der Fall ist, alle Betrachtungen über Staubschutz auf diese kleinsten Teilchen abgestellt werden müssen. Das ist erst dann richtig, wenn nachgewiesen ist, daß tatsächlich durch die ultravisiblen Teilchen Silicose erzeugt wird. Spielt nämlich der mechanische Reiz für die fibröse Umwandlung des Gewebes eine Rolle, so kann man sich gut vorstellen, daß allzu kleine Teilchen, trotz ihrer großen Oberfläche harmlos sind.

Die Herstellung einwandfreier DEBYE-SCHERRER-Diagramme unter den Bedingungen, wie sie bei der Untersuchung des Lungengewebes gegeben sind,

ist technisch nicht einfach. Die Korngröße wird wesentlich aus der Unschärfe
der Ringe geschlossen. Eine solche Unschärfe kann aber z. B. auch dann eintreten,
wenn das Krystallgitter durch beginnende Verwitterungsprozesse gestört ist.
Dieses Bedenken gilt noch mehr, wenn die Diagramme nicht von reinem Quarz,
sondern von Silicaten, wie Sericit u. dgl. stammen. Mit dieser Bemerkung
soll der Wert der Faberschen Untersuchungen und die Notwendigkeit, auf dem
beschrittenen Wege fortzufahren, nicht irgendwie eingeschränkt werden. Es muß
aber davor gewarnt werden, etwa heute schon aus diesen Untersuchungen
Schlüsse in der Richtung zu ziehen, daß für die Entstehung der Silicose allein
Quarzkryställchen von kolloidaler Größenordnung in Frage kommen. Wir
halten es daher auch heute noch für gerechtfertigt, Untersuchungen über Staubgefahren auf der Annahme aufzubauen, daß Korngrößen von 1—2 μ die gefähr-
lichsten sind, wobei wir uns allerdings darüber klar sein müssen, daß spätere
Untersuchungen unter Umständen eine Revision dieses Standpunktes notwendig machen werden.

Um auch den eventuellen Einfluß der chemischen Natur des Staubes bzw. der Krystallstruktur
auszuschalten, wählten wir als Teststaub für unsere
Messungen entweder einen Quarzitstaub oder pul-
verisierten Quarz der Firma *Kahlbaum*. Da der
Westerwälder Quarzit, aus dem der Quarzitstaub
gewonnen war, einen Quarzgehalt von 95% hatte,
so bestand zwischen beiden Staubsorten kein wesentlicher Unterschied. Die Herstellung größerer Mengen
von Staubteilchen bestimmter Korngrößen ist eine
recht schwierige und technisch kaum zu bewälti-
gende Aufgabe, die um so schwieriger wird, je
kleiner die Korngröße ist, die man isolieren will.

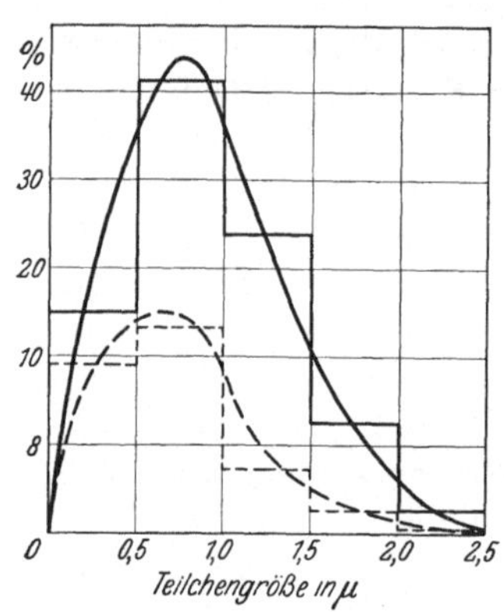

Abb. 7. Staubbindung in der Nase
nach Korngrößen getrennt.

Die von uns verwendeten Staubarten sind beim
Einfüllen in den Apparat keineswegs einheitlich in ihrer Korngröße. Beim
Durchgang durch den Apparat jedoch bleiben alle gröberen Teilchen in der
Mischflasche bzw. Waschflasche zurück, so daß der in die Nase eingeblasene
Staub eine recht einheitliche Korngröße von 0,5—2,5 μ aufweist, mit einem
ausgesprochenen Häufigkeitsmaximum bei etwa 1 μ. Teilchen unter 0,5 μ
werden bei der Auszählung nicht mehr berücksichtigt.

Mit Hilfe eines Okularmikrometers und eines Immersionsmikroskops (wegen
des Brechungsindex des Quarzes, der dem von Cedernöl gleicht, muß zur Immer-
sion Wasser verwendet werden) maßen wir wiederholt die Teilchengrößen des
auf den Plättchen niedergeschlagenen Staubes. In Abb. 7 zeigt die obere Kurve
die prozentuale Verteilung des in die Nase eingeblasenen Staubes auf die Teilchengrößen von 0,5—2,5 μ. Wir sehen ein deutliches Maximum zwischen 0,5
und 1,0 μ, während nur ganz wenige Teilchen die Größe von 2 μ überschreiten.
Bei der Passage durch die Nase tritt eine geringe Verschiebung des Maximums
nach links ein. In dem Fall, der unserer Abb. 7 zugrunde lag, wurden von der
untersuchten Nase 58% des Staubes zurückgehalten. Die Verteilung des Staubes,
der die Nase passiert hat, zeigt die gestrichelte Kurve. Wir sehen daraus, daß
eine Nase, die im ganzen 58% zurückhält, von den einzelnen Korngrößen
bindet:

Tabelle 1.

0—0,5 μ	24,0%	1,5—2,0 μ	79,0%
0,5—1,0 μ	55,0%	2,0—2,5 μ	79,0%
1,0—1,5 μ	78,5%		

Mit wachsender Korngröße wird demnach die Bindung immer besser. Wir dürfen annehmen, daß bei einer Nase mit guter Staubbindung nur wenige Teilchen, die größer als $5\,\mu$ sind, durch die Nase hindurchgelangen.

Um zu prüfen, ob sich andere Staubsorten annähernd gleicher Korngröße prinzipiell anders verhalten als Quarzstaub, wurden weitere Versuche mit Kaolin, Magnesiumoxyd und Calciumcarbonat ausgeführt. Die nebenstehende Tabelle stellt die Ergebnisse an drei Versuchspersonen mit den verschiedenen Staubsorten einander gegenüber.

Zu den Resultaten ist zu bemerken, daß sich Kaolin und namentlich Calciumcarbonat für die verwandte Zählmethode viel schlechter eignen als Gesteinsstaub. Es kommt bei diesen Staubsorten sehr häufig zu einem Zusammenballen der einzelnen Staubkörnchen zu größeren Partikelchen, wodurch das Auszählen sehr erschwert wird. Die erhaltenen Werte haben daher nicht die gleiche Sicherheit wie die mit Gesteinsstaub gewonnenen. Unter Berücksichtigung dieser Tatsache können wir feststellen, daß sich sämtliche untersuchten Staubsorten hinsichtlich der Absorption in der Nase nicht prinzipiell verschieden verhalten. In keinem Falle wurde an der Reihenfolge, daß Gr. die beste und Le. die schlechteste Nase besitzen, etwas geändert.

Tabelle 2.

Staubsorte	Name	Zahl der Versuche	Absorption %	M.F. ± %
Kieselstaub . . .	Gr.	32	65,9	2,73
„ . . .	Ha.	17	52,1	3,06
„ . . .	Le.	22	8,3	1,85
Kaolin	Ha.	6	54,5	5,88
„	Le.	6	14,6	4,63
Magnesiumoxyd .	Gr.	6	61,3	2,22
„ .	Ha.	4	31,4	4,63
„ .	Le.	5	11,9	2,34
Calciumcarbonat .	Gr.	5	43,4	2,49

Wir gewinnen aus der Darstellung die Überzeugung, daß die Bedeutung der chemischen Natur des Staubes gegenüber der der Korngröße mindestens stark in den Hintergrund tritt. Trotzdem bleibt es wahrscheinlich, daß die Krystallstruktur, soweit sie von Einfluß auf die Flugfähigkeit ist, und das spezifische Gewicht der staubbildenden Mineralien auch einen gewissen Einfluß auf die Bindung der betreffenden Staubarten in der Nase haben.

4. Die Zuverlässigkeit der Meßergebnisse und ihre Unterschiede von Mensch zu Mensch.

Es war notwendig, zunächst festzustellen, wieweit überhaupt bei der gleichen Versuchsperson konstante Werte für die Staubbindung erhalten werden können. Wir machten daher zunächst Versuche an einer Versuchsperson, die sich über mehrere Wochen erstreckten. Das Ergebnis dieser Versuchsreihe ist in Abb. 8 dargestellt. Hierbei ist auf der Abszisse die Staubkonzentration in 1000 Teilchen pro 10 ccm Luft eingetragen, die in die Nase gelangt, während als Ordinate die prozentualen Werte des in der Nase zurückgehaltenen Staubes aufgetragen sind. Die Punkte entsprechen Einzelversuchen. Während eine ganze Anzahl von Punkten unmittelbar auf der Nullinie liegen, erheben sich nur ganz wenige Punkte über die Linie von 20%. Die mit einem Ring versehenen Punkte sind Werte, die an Tagen gewonnen wurden, an denen ein ausgesprochener Schnupfen bestand. Die Streuung bewegt sich demnach bei dieser Versuchsperson, wenn wir von den Schnupfenwerten absehen, etwa zwischen 0 und 20%. Als Durchschnitt aller Werte ergibt sich, daß die Nase nur 8,3% des einge-blasenen Staubes zurück-zuhalten vermag.

Ein wesentlich anderes Ergebnis zeigten die Ver-suche an einer anderen Ver-suchsperson, die in Abb. 9 in gleicher Weise wieder-gegeben sind. Wir sehen hier Werte auftreten, die bis über 80% heraufgehen. Die niedrigsten Werte lie-gen bei 40%. Der Durch-schnitt aller Werte liegt bei

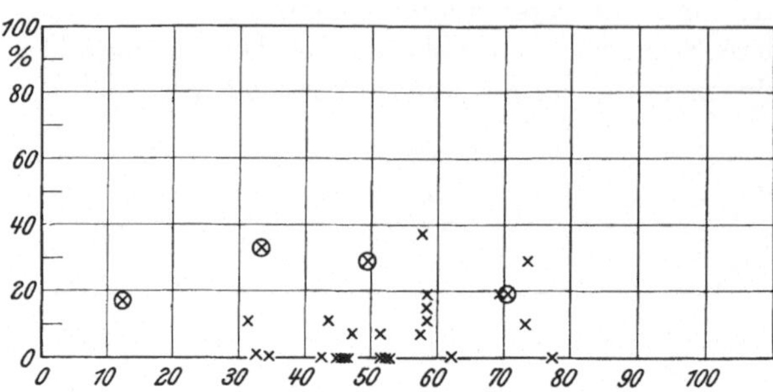

Abb. 8. Einzelmeßergebnisse bei einer Versuchsperson mit schlechtem Staubbindungsvermögen.

65,9%. Auch bei dieser Versuchsperson sind wir absichtlich so vorgegangen, daß wir die Versuche über mehrere Wochen während der Wintermonate verteilt haben, so daß wir sicher sein dürfen, hierbei alle praktisch vorkommenden Sekretionszustände der Nase erfaßt zu haben. Die Unterschiede, die hierdurch entstehen, sind demnach klein im Vergleich zu dem prinzipiellen Unterschied zwischen den beiden Ver-suchspersonen.

Abb. 8 wie auch Abb. 9 lassen erkennen, daß die prozentuale Staubbindung mit steigender Konzentra-tion etwas zunimmt. An-gesichts der natürlichen Streuung der Werte scheint es aber berechtigt, bei der

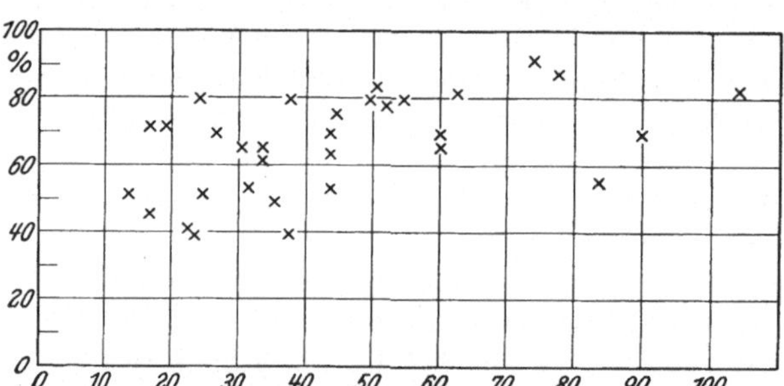

Abb. 9. Einzelmeßergebnisse bei einer Versuchsperson mit gutem Staubbindungsvermögen.

Bildung von Durchschnittswerten diese Tatsache zu vernachlässigen.

Das wesentliche Ergebnis der beiden ersten Versuchsreihen war der außer-ordentlich große Unterschied in der Staubbindung zwischen den beiden unter-suchten Personen. Durch diese Tatsache wurden wir veranlaßt, die Unter-suchung zunächst auf einen größeren Personenkreis auszudehnen, um festzu-stellen, ob es sich vielleicht bei einer der ersten Versuchspersonen um einen Ausnahmefall handelt. Das Ergebnis der Versuche an 26 Versuchspersonen ist in der nachfolgenden Tabelle zusammengestellt, in der die absorbierte Staub-menge in Prozenten (Stab 6) und der mittlere Fehler (Stab 7) angegeben sind. Die zum Teil sehr kleinen mittleren Fehler erklären sich daraus, daß die Streuung sehr viel kleiner wird, wenn die Messungen unmittelbar nacheinander aus-geführt werden.

Ein Blick auf die Tabelle 3 zeigt, daß wir mit den beiden zuerst eingehend untersuchten Versuchspersonen Gr. und Le. zufällig annähernd den höchsten und niedrigsten Wert, der auf der Tabelle vorkommt, erfaßt hatten. Alle anderen Versuchspersonen verteilen sich relativ gleichmäßig auf das ganze zwischenliegende Bereich. Nasen die mehr als 50% des Staubes zurückhalten, haben nur 12 Personen. Nasen, die weniger als 30% des Staubes zu binden vermögen, darf man in bezug auf ihre Filtereigenschaft wohl als „schlecht" bezeichnen; das sind in unserem Falle 6 Personen.

Inzwischen blicken wir auf die Erfahrungen zurück, die wir bei mehr als tausend Messungen sammeln konnten. Die Verteilung auf Nasen mit gutem und schlechtem Staubbindungsvermögen ist hierdurch nicht grundsätzlich verändert worden. Die Verteilung auf das Staubbindungsvermögen 10 bis 60% ist nahezu gleichmäßig, nur die Gruppe 60—70% ist um einiges größer als sie bei einer völlig gleichmäßigen Verteilung sein müßte. Trotzdem dürfte im ganzen die Zahl der Personen mit einem Staubbindungsvermögen von weniger als 40% etwas größer sein als die Zahl der Menschen mit gut filternder Nase mit einem Staubbindungsvermögen von über 40%.

Bereits die oben wiedergegebenen Messungen, die im Laufe mehrerer Monate an zwei Versuchspersonen

Tabelle 3.

Nr.	Name	Geschlecht	Alter in Jahre	Zahl der Versuche	Absorption %	M.F. ± %
1	2	3	4	5	6	7
1	Wa.	männlich	50	3	73,7	4,30
2	Gr.	weiblich	21	32	65,9	2,73
3	Schu.	„	24	8	62,0	3,62
4	Ho.	männlich	56	8	60,3	3,70
5	Schä.	weiblich	43	6	57,5	4,97
6	Ne.	„	26	6	54,6	3,95
7	Sä.	männlich	30	7	54,5	3,82
8	Ro.	weiblich	23	8	52,7	4,05
9	Schö.	männlich	21	8	52,3	5,68
10	Ha.	weiblich	22	17	52,1	3,06
11	Gu.	„	24	7	51,4	3,73
12	Ste.	„	40	6	50,3	3,19
13	Sza.	männlich	32	6	49,0	1,05
14	Gru.	„	52	5	46,5	3,42
15	Dr.	„	21	8	43,9	6,99
16	Nef.	„	30	6	43,7	7,79
17	Ki.	„	30	8	41,1	4,64
18	Lü.	„	53	8	34,8	5,56
19	Kö.	weiblich	21	10	30,1	5,80
20	Ge.	„	20	6	29,7	2,28
21	Kr.	männlich	40	8	20,5	5,59
22	Ke.	„	30	6	19,0	4,10
23	Neu.	„	30	17	18,7	2,88
24	Hi.	„	22	4	17,9	0,71
25	Gra.	„	40	7	9,27	4,90
26	Le.	„	36	22	8,3	1,85

durchgeführt worden sind, lassen erkennen, daß für ein und denselben Menschen über längere Zeiträume ähnliche Werte für das Staubbindungsvermögen erhalten werden. Wir hatten inzwischen Gelegenheit, bei verschiedenen Personen das Staubbindungsvermögen im Laufe von 3 Jahren wiederholt zu messen und konnten uns davon überzeugen, daß auch innerhalb dieser Zeiträume Werte erhalten werden, die innerhalb der Grenzen der Meßgenauigkeit, d. h. bis auf einige Prozente als konstant angesehen werden können. Die gleiche Erfahrung machte auch BERGERHOFF, der erwähnt, daß er sich von der Unveränderlichkeit des persönlichen Staubbindungsvermögens durch Wiederholung der Prüfung nach 2 Jahren überzeugen konnte.

Dieser Befund gestattet noch kein Urteil darüber, ob das Staubbindungsvermögen auch über noch längere Zeiträume als konstant oder doch nahezu konstant angesehen werden kann. Insbesondere war es für die gewerbehygienische

Bedeutung des Staubbindungsvermögens wertvoll, zu wissen, ob man in dem Staubbindungsvermögen eine funktionelle Größe sehen darf, die während des Lebens keinen oder doch nur geringen Veränderungen unterworfen ist. Die Annahme liegt nahe, daß die Größe des Staubbindungsvermögens in irgendeiner Weise von der normalen Beschaffenheit der Nasenschleimhaut abhängt. Wir werden im nachfolgenden Kapitel zeigen, daß zwar für das Staubbindungsvermögen im wesentlichen nicht die Oberflächenbeschaffenheit der Schleimhaut, sondern andere Faktoren von Bedeutung sind. Trotzdem mußte die Frage untersucht werden, ob nicht mit zunehmendem Lebensalter mit einer gewissen Regelmäßigkeit eine Verschlechterung des Staubbindungsvermögens eintritt. Es ist bekannt, daß beim alternden Menschen atrophische Prozesse der Schleimhaut fast regelmäßig auftreten. Da sich durch derartige Erscheinungen nicht nur die Beschaffenheit der Oberfläche ändert, sondern auch die Weite der Luftwege in der Nase zunehmen kann, so wären Altersveränderungen des Staubbindungsvermögens grundsätzlich nicht unwahrscheinlich.

Die auf Seite 19 wiedergegebene Tabelle 3 enthält bereits Personen recht verschiedenen Lebensalters, darunter auch verhältnismäßig alte, die sich durch ein recht gutes Staubbindungsvermögen auszeichnen. Dieser Befund spricht zwar gegen die Annahme einer regelmäßigen Verschlechterung des Staubbindungsvermögens mit dem Lebensalter, er kann aber wegen der geringen Zahl der Personen noch nicht als beweisend angesehen werden. Die in den späteren Kapiteln zu beschreibenden Versuche an Silicose gefährdeten Arbeitern sind in der Mehrzahl zur Entscheidung der Frage, ob das Lebensalter von bestimmendem Einfluß auf das Staubbindungsvermögen sei, nicht geeignet. Aus praktischen Gründen mußten wir bei diesen Untersuchungen meist so vorgehen, daß wir bestimmte Gruppen frühzeitig erkrankter Arbeiter oder umgekehrt, trotz längerer Arbeitszeit nicht erkrankter Leute auswählten. Da nun, wie wir später sehen werden, zwischen der Erkrankungswahrscheinlichkeit und dem Staubbindungsvermögen ein enger Zusammenhang besteht, so waren diese Gruppen von Personen gleichzeitig solche, die in bezug auf die Güte ihres Staubbindungsvermögens Gemeinsamkeiten aufwiesen oder doch aufweisen konnten. Für die Entscheidung der Frage, ob eine Beziehung zwischen Lebensalter und Staubbindungsvermögen besteht, dürfen aber grundsätzlich nur Personen herangezogen werden, bei denen eine derartige ungewollte Auslese mit Sicherheit ausgeschlossen werden kann. An Personen, bei denen eine solche unbewußte Auslese mit Sicherheit ausgeschlossen werden konnte, standen uns 253 zur Verfügung, die sich ziemlich gleichmäßig auf die Lebensalter von 20—60 Jahren verteilten.

Wenn eine Beziehung zwischen Lebensalter und Staubbindungsfähigkeit besteht, so mußte sich bei diesen Leuten eine negative Korrelation zwischen diesen beiden Größen errechnen lassen. Die Durchführung der Korrelationsrechnung nach dem für Maßkorrelationen gebräuchlichen Verfahren von BRAVAIS ergab $r = -0,0328$. Dieser außerordentlich niedrige Wert ist der mathematische Ausdruck dafür, daß im großen Durchschnitt eine Verschlechterung des Staubbindungsvermögens mit zunehmendem Alter nicht eintritt. Er schließt aber natürlich nicht aus, daß beim einzelnen Menschen, z. B. als Folgeerscheinungen entzündlicher Vorgänge, Veränderungen des Staubbindungsvermögens in ungünstigem Sinne eintreten. Man wird also bei praktischer Anwendung der Messungen gut daran tun, trotz dieses grundsätzlichen Befundes, die Messungen nach einigen Jahren zu wiederholen, um etwaige, bei einzelnen Personen vorkommende Verschlechterungen rechtzeitig zu erfassen.

5. Der Mechanismus der Staubbindung in der Nase.

a) Grundsätzliches und Modellversuche.

Die Frage, welcher physikalische Vorgang der Staubabscheidung in der menschlichen Nase zugrunde liegt, ist unseres Wissens bisher niemals ernsthaft diskutiert worden. Stillschweigend nahm man offenbar an, daß beim Durchgang durch die verhältnismäßig engen Räume der Nase die Staubteilchen mit der Schleimhaut in Berührung kommen und an der feuchten Schleimhautoberfläche kleben bleiben. Diese Vorstellung war so einleuchtend, daß man ein physikalisches Problem in dem Mechanismus der Staubabscheidung überhaupt nicht sah. Wir gingen naturgemäß zunächst ebenfalls von dieser Vorstellung aus, mußten uns aber durch die praktischen Erfahrungen, die wir im Laufe unserer Untersuchungen sammelten, davon überzeugen lassen, daß die einfache Vorstellung des Klebenbleibens der Staubteilchen weder genügt, um die großen Unterschiede von Person zu Person zu verstehen, noch auch, um überhaupt eine Staubabscheidung von der beobachteten Größenordnung erklären zu können.

Bereits im vorigen Kapitel wurden einige Versuche beschrieben, in denen Messungen während eines akuten Schnupfens vorgenommen wurden. Würde die Klebetheorie, wie wir sie der Einfachheit halber nennen wollen, zu Recht bestehen, so müßte man annehmen, daß infolge der Schwellung der Muscheln, der damit verbundenen Verengerung der Luftwege und der reichlichen Sekretabsonderung das Staubbindungsvermögen wesentlich gebessert wird. Die Messungen ergaben jedoch nur eine Heraufsetzung um einige Prozente. Das gleiche Ergebnis hatten Versuche, die wir mit künstlicher Anregung der Sekretion, z. B. durch Nießpulver, vornahmen. Auch hier hielt sich die Verbesserung des Staubbindungsvermögens in sehr engen Grenzen.

Auch im Hinblick auf die praktische Bedeutung der Messungen für die Lungenschäden, die bei Arbeitern in Staubbetrieben auftreten, war es wertvoll, zu wissen, ob bei lang dauernder Einatmung staubhaltiger Luft das Staubbindungsvermögen der Nase allmählich abnimmt. Nach unserer Erfahrung scheint die Abnahme, sofern sie überhaupt vorhanden ist, nur sehr klein zu sein. Die Versuche zu dieser Frage wurden in der Weise durchgeführt, daß wir zunächst die Staubbindung wie üblich maßen, dann weitere staubhaltige Luft durch die Nase bliesen, während die Versuchsperson durch den Mund normal atmete. Bei diesem Verfahren fanden wir z. B. folgende Werte für die Staubbindung.

BERGERHOFF (2) untersuchte mit unserer Methode bei einem Naßschleifer die Veränderung des Staubbindungsvermögens im Laufe der Arbeitszeit. Er findet vor Beginn der Arbeit 30,5%, nach 2½ Stunden 39%, nach 4½ Stunden 26,5% und nach 5 Stunden 26%. Die Unterschiede glaubt er durch folgende Vorstellung erklären zu können: Durch den Fremdkörperreiz des Staubes wird die Schleimsekretion verstärkt und daher die Staubbindung allmählich besser.

Tabelle 4.

Vor dem Versuch	52,2%
Nach 10 Minuten . . .	{ 54,1% 49,8%
Nach 1 Stunde	{ 44,9% 46,7%

Später verschlechtert sie sich, weil die Staubschicht so dick wird, daß neu hinzukommender Staub nicht mehr in direkter Berührung mit der Schleimhaut kommt. BERGERHOFF meint wohl, daß durch den Wegfall der direkten Berührung der Fremdkörperreiz und daher auch die Schleimsekretion abklingt. Das geringe Absinken der Staubbindungsfähigkeit würde, wie das ja auch unser Versuch (Tabelle 4) zeigt, sich in der Tat hierdurch erklären lassen.

Bei Gültigkeit der Klebetheorie müßte man ferner erwarten, daß die Geräumigkeit der Nase, wie sie sich bei der Betrachtung in dem Nasenspiegel dem Rhinologen darbietet, für das Staubbindungsvermögen von entscheidender Bedeutung ist. Auch das ist offenbar nicht der Fall. Wir hatten die Möglichkeit, einen großen Teil der untersuchten Personen gleichzeitig rhinologisch beurteilen zu lassen. So hatte insbesondere Herr Dr. JANSEN, Eisleben, die Freundlichkeit, an den dort untersuchten 231 Bergleuten eine Untersuchung der Nase vorzunehmen. Trotzdem sich hier die Möglichkeit einer statistischen Auswertung ergeben hätte, konnte eine Parallele zwischen dem Staubbindungsvermögen und dem rhinologischen Befund nicht festgestellt werden. Es gibt zweifellos Nasen, die vom Rhinologen als eng bezeichnet werden, und die trotzdem ein schlechtes Staubbindungsvermögen aufweisen, wie es auch umgekehrt weite Nasen gibt, mit einer verhältnismäßig guten Staubbindung. Typisch scheint zu sein, daß Nasen mit polypösen Wucherungen trotz der Enge des Luftweges meist ein sehr schlechtes Staubbindungsvermögen haben. Auch bei Nasen, an denen operative Eingriffe irgendwelcher Art vorgenommen worden waren, fanden wir meist ein schlechtes Staubbindungsvermögen. Auch BERGERHOFF (2), der bei Schleifern einen Zusammenhang zwischen Staubbindungsvermögen und Schwere der silikotischen Erkrankung ermittelte, konnte eine Beziehung zwischen dem klinischen und röntgenologischen Befund der Nase und der Nebenhöhlen einerseits, der Empfänglichkeit für Silicose andererseits nicht feststellen.

Angeregt durch unsere Untersuchungen haben F. J. TOURANGEAU und PH. DRINKER untersucht, ob zwischen dem Nasenwiderstand und dem Staubbindungsvermögen eine feste Beziehung besteht. Die Untersuchungen wurden in der Absicht gemacht, gegebenenfalls die nicht ganz einfache Messung der Staubbindung durch die einfachere Technik der Widerstandsmessung nach STERNSTEIN und SCHEER zu ersetzen. Die Messung der Staubbindung erfolgte im Gegensatz zu unseren Untersuchungen, in der Weise, daß die Versuchsperson in einer Staubkammer, deren Gehalt an Kalkstaub tyndallometrisch ermittelt wurde, saß. Dann wurde Luft entweder aus dem Mund oder aus der Nase herausgesaugt und ebenfalls mit dem Tyndallometer untersucht. Die Differenz beider Messungen ergab die von der Nase bei der Durchströmung in beiden Richtungen zurückgehaltene Staubmenge. Die Untersuchungen, die nur an 6 Personen durchgeführt wurden, ergaben Werte für das Staubbindungsvermögen zwischen 7 und 33%, im allgemeinen also niedrigere Werte als unsere Messungen. Zwischen Widerstand und Staubbindung bestand eine gewisse Beziehung, jedoch waren die Streuungen sehr groß. Eine Parallelität beider Größen war von uns nie angenommen worden.

Ausschlaggebend für unsere Ansicht, daß das Klebenbleiben der Staubteilchen an der feuchten Schleimhaut nicht genügen kann, um die Staubbindung in der Nase zu erklären, waren Versuche an Filtermaterialien, auf die im einzelnen später noch zurückzukommen sein wird. Wir machten die Erfahrung (LEHMANN, 4), daß Filtermaterialien, wie Schwammgummi oder Naturschwamm, sobald sie befeuchtet sind, Staub schlechter zurückzuhalten vermögen als in völlig trockenem Zustand. Würde der Staub an der feuchten Oberfläche kleben bleiben, so müßte das Umgekehrte der Fall sein.

Läßt man staubhaltige Luft durch Wasser hindurchperlen, so bleiben, sofern die Korngröße der Staubkörner $2\,\mu$ nicht überschreitet, nur verschwindend geringe Staubmengen im Wasser zurück, trotzdem auch hier der Staub reichlich Gelegenheit hat, mit der Grenzfläche Luft — Wasser in Berührung zu kommen. Befeuchtet man die oben erwähnten Filtermaterialien nicht mit Wasser, sondern mit stark klebenden wässerigen Lösungen, so wird auch hierdurch, trotzdem das Klebenbleiben der Staubteilchen wesentlich erleichtert sein müßte, die Staubbindung des Filtermaterials nicht erhöht. Die Erfahrungen an Filtermaterialien und an Luftblasen im Wasser werden durch die Tatsache verständlich, daß die kinetische Energie der einzelnen Staubteilchen sehr oft nicht ausreicht, um die wässerige Oberfläche zu durchschlagen. Ein „Klebenbleiben" kann aber nur dann eintreten, wenn das Teilchen vorher durch die Oberfläche hindurchgedrungen ist.

Die Bedeutung des Schleimes, der Cilienbewegung, wie überhaupt der Beschaffenheit und normalen Funktion der Schleimhaut für den Abtransport des niedergeschlagenen Staubes (Thomson) wird durch diese Überlegungen nicht berührt.

Tränkt man Filtermaterialien mit Flüssigkeiten niedriger Oberflächenspannung (Benzol, Alkohol u. dgl.), so steigt die Filterwirkung beträchtlich an. Man darf wohl annehmen, daß die niedrigere Oberflächenspannung von einem größeren Teil der Staubkörnchen überwunden werden kann. Für die Staubbindung in der Nase müssen wir den Schluß ziehen, daß das Klebenbleiben an der feuchten Schleimhaut nur etwas Sekundäres sein kann. Es muß ein physikalischer Vorgang stattfinden, welcher zu einem Niederschlag des Staubes an bestimmten Stellen im Inneren der Nase führt, bevor nennenswerte Staubmengen durch das Nasensekret festgehalten werden können.

Diese Überlegung lenkt die Aufmerksamkeit auf die Strömungsverhältnisse in der Nase. Die Untersuchungen von Paulsen über die Strömungsverhältnisse in der Nase ergaben noch wenig Einzelheiten. Der Hauptteil der Atemluft geht zwischen der mittleren Muschel und der Nasenscheidewand hindurch. Paulsen sagt noch nichts darüber, welche Teile des Naseninneren eventuell als Prallfläche wirken können und so zur Staubabscheidung beitragen, und wo Wirbel auftreten, denen man im Sinne einer Zyklonenwirkung die Ausschleuderung von Staub zuschreiben könnte. Franke war wohl der erste, der Wirbelbildungen in der Nase beobachtete, und zwar große beim Umschlagen des Atemstromes und kleine, die für die Staubabscheidung Bedeutung haben könnten, bei konstantem Luftstrom.

Danziger weist darauf hin, daß der Luftstrom in der Nase ebenso wie der anatomische Bau des Naseninneren große Verschiedenheiten aufweist. Nach seiner Ansicht lassen sich drei Typen unterscheiden, die durch verschiedene Stellung des membranösen Septums bedingt sind. v. Skramlik spricht von einer Polsterwirkung der Luft in den oberen Nasenpartien. Man könnte sich vorstellen, daß hierdurch Schwingungen und infolge davon Wirbel auftreten. Die anatomische Kompliziertheit des Naseninneren läßt es vorläufig aussichtslos erscheinen, strömungstechnische Berechnungen auf die individuell so verschiedenen Formen anzuwenden. Wir müssen uns damit begnügen, experimentell vorzugehen, um das Grundsätzliche des Staubbindungsvorganges zu verstehen, nachdem auch Betrachtungen von technischer Seite vorläufig nicht wesentlich weiter führten (MELDAU).

HELLMANN ging bei der Untersuchung der Wirbelbildungen in der Nase so vor, daß er am halbierten Leichenkopf Lykopodiumsamen, der in Wasser suspendiert war, durch die Nase strömen ließ und die entstehenden Wirbel durch ein großes Fenster in der Nasenscheidewand beobachtete und photographierte. Er findet im wesentlichen zwei große gegenläufige Wirbel (Schemazeichnung Abb. 10), die dadurch entstehen, daß die Köpfe der mittleren und unteren Muschel sich als Hindernis dem Einatmungsstrom entgegenstellen. Der Hauptluftstrom geht auf einem offenbar verhältnismäßig engen Wege zwischen unterer und mittlerer Muschel hindurch. Die Frage, ob sich die gesamte eingeatmete Luft an der Wirbelbewegung beteiligt, läßt HELLMANN offen. Bei der Ausatmung fehlen entsprechende Wirbelbildungen. Wie HELLMANN, so findet auch DISHOECK, daß für den Verlauf der Luftströmungen im vorderen Teil der Nase der Winkel zwischen der

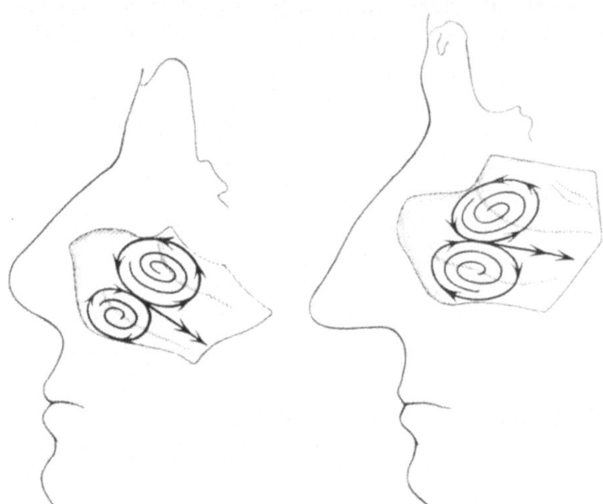

Abb. 10. Grundschema der Wirbelbildung in der Nase.
[Nach HELLMANN: Z. Laryng. usw. 15, 13 (1927).]

Ebene der Nasenöffnungen und der Oberlippen von entscheidender Bedeutung ist. Daß der Arbeitsaufwand zur Erzeugung dieser Wirbel nicht ganz unbeträchtlich ist, geht aus der Tatsache hervor, daß der bei der Einatmung im Nasen-Rachenraum entstehende Unterdruck durch Entfernen des vorderen Teiles der Nase in Versuchen an der Leiche oder durch Einführen eines Trichters beim Lebenden nicht unwesentlich vermindert werden kann (DISHOECK). Für die Regelung des Nasenwiderstandes haben die Nasenflügelmuskeln eine oft unterschätzte Bedeutung (DISHOECK, 2). Die Tatsache, daß man eingeblasenen Staub gerade an den Stellen der Muscheln findet, wo die von HELLMANN beobachteten Wirbel auftreten, spricht entschieden dafür, daß diese für die Staubabscheidung von einiger Bedeutung sind.

Von grundsätzlicher Bedeutung für die Staubabscheidung scheint uns neben der Wirbelbildung, die Einengung der Strombahn auf ein relativ enges Bett und die nachfolgende Erweiterung am Hinterende der Muscheln und beim Durchtritt durch die Choanen zu sein.

Ein einfacher Modellversuch scheint geeignet, die Bedeutung dieses Faktors für die Staubabscheidung in der Nase kennenzulernen: Zieht man den mittleren Teil eines Glasröhrchens zu einer Capillare aus und läßt staubhaltige Luft durch das Röhrchen hindurchströmen, so sieht man, daß der sich verjüngende

Teil des Glasröhrchens ebenso wie der capillare Teil vollkommen frei von abgelagerten Staub bleiben. An der Stelle jedoch, wo das Glasröhrchen sich wieder erweitert, findet sich eine ringförmige Staubablagerung. Abb. 11 zeigt ein derartiges Röhrchen mit Verengung. Der Pfeil bezeichnet die Strömungsrichtung der Luft. Die Staubablagerung hinter der Verengerung ist deutlich zu erkennen.

Die Strömungsverhältnisse in diesem einfachsten Falle lassen sich kennzeichnen durch die BERNOULLISche Gleichung:

$$p_0 - p_1 = \frac{\varrho}{2}\,(w_1^2 - w_2^2).$$

In dieser Gleichung bedeutet p_0 den Druck vor der Verengerung, p_1 an der engsten Stelle, w_1 bzw. w_2 die entsprechenden Strömungsgeschwindigkeiten und die Dichte. Nach der Gleichung von BERNOULLI nimmt der Druck bis zur engsten Stelle ab, um dann mit zunehmender Erweiterung wieder anzusteigen. Diese Gleichung gilt jedoch streng nur für reibungslose Strömung, wenn bei zunehmender Erweiterung ein Abheben der laminären Strömung von der Wand nicht eintritt,

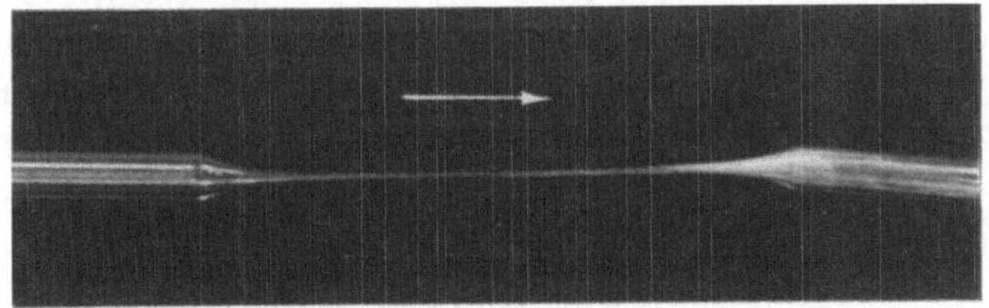

Abb. 11. Staubablagerung hinter einer Verengung.

d. h. sie gilt nur dann, wenn die Erweiterung sehr langsam erfolgt bzw. in ihrem Verlaufe einer bestimmten, berechenbaren Kurve entspricht. In der Regel wird das nicht der Fall sein. Es kommt zur Abhebung der Randschichten und damit zur Bildung eines toten Winkels, der von Wirbeln erfüllt ist. Die Folge ist ein Energieverlust (Stoßverlust), der darin zum Ausdruck kommt, daß der Wiederanstieg des Druckes nicht dem BERNOULLISchen Gesetz entspricht, sondern dahinter zurückbleibt. Der Druckverlust hat die Größe: $^1/_2\,\varrho\,(w_1 - w_2)^2$. Offenbar ist es die Bildung der toten Winkel bzw. die Wirbelbildung an dieser Stelle, welche das Niederschlagen des Staubes gerade hier hervorruft. Das Abheben der Strömungsschichten muß um so stärker sein, je größer unter sonst gleichen Bedingungen die Strömungsgeschwindigkeit bzw. die Druckdifferenz zwischen zwei Punkten vor und nach der Verengerung ist.

In Abb. 12 ist eine Kurve wiedergegeben, welche durch Messung der Staubbindung bei Durchströmung von Glascapillaren gewonnen worden ist. Unabhängig von dem Durchmesser der Capillare, aber bei gleicher Form des Capillarquerschnittes ordnen sich die Punkte zu einer Kurve. Demnach ist die Staubabscheidung ebenso wie die Wirbelbildung eine Funktion der Druckdifferenz vor und hinter der Capillare. Die Kurve zeigt, daß die Staubabscheidung durch diesen Mechanismus Werte bis zu 70% erreichen kann. Allerdings ist das erst bei Druckdifferenzen der Fall, die weit über diejenigen hinausgehen, die in der menschlichen Nase vorkommen.

Die Druckdifferenz zwischen Außenluft und Nasenrachen beträgt bei der Einatmung etwa 2—3 mm Hg. Bestimmt man aus Abb. 12 den Staubbindungswert, welcher dieser Druckdifferenz entspricht, so ergibt sich ein Wert, wie er etwa bei den schlechtesten Nasen vorkommt. Bei einem Vergleich dieses einfachen Modells mit den in der Nase gegebenen Verhältnissen darf jedoch nicht übersehen werden, daß in der Nase die Bedingungen für die Staubniederschlagung aller Voraussicht nach sehr viel günstiger liegen. Während bei dem einfachen Glasröhrchen ein Teil des niedergeschlagenen Staubes wieder aufgewirbelt und dem Luftstrom wieder beigemischt wird, bleibt der in der Nase niedergeschlagene Staub infolge der eintretenden Anfeuchtung mit Sicherheit liegen. Ferner dürfen wir annehmen, daß in der Nase, in einiger Entfernung von der Verengerung, Prallflächen vorhanden sind, bei denen der Staub vollkommener zum Niederschlag kommt als in dem konischen Teil der Glascapillare.

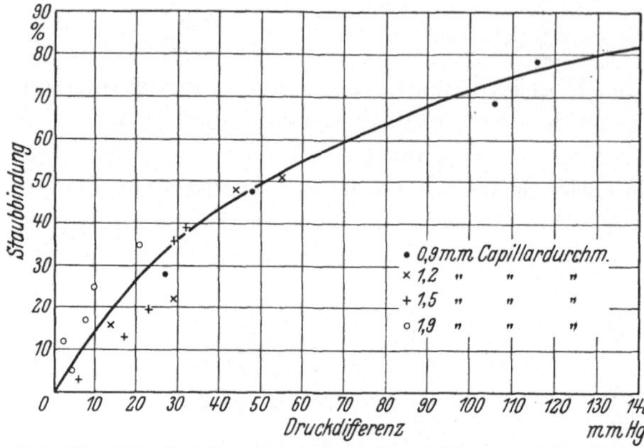

Abb. 12. Die Beziehung zwischen Druckdifferenz und Staubabscheidung beim Durchströmen von Röhren mit Verengung.

Bei einem Modell, welches den in der Nase gegebenen Verhältnissen schon näher kam, trat die Luft aus einem Spalt aus und stieß kurz nach dem Austritt auf eine gebogene Prallfläche, die im Versuch leicht eingefettet wurde. Die Kurve der Abb. 13 zeigt die Beziehungen, die sich bei diesem Modell zwischen der Druckdifferenz vor und hinter der Verengerung und der Staubabscheidung ergaben. Der Anstieg der Staubabscheidung mit dem Druck erfolgt wesentlich schneller, so daß einer Druckdifferenz von 2—3 mm Hg, wie sie in der Nase gegeben ist, bereits eine Staubabscheidung von 20—30% entspricht. Dieses Modell kommt also in seiner Leistung den im Durchschnitt gegebenen Verhältnissen in der Nase schon sehr viel näher.

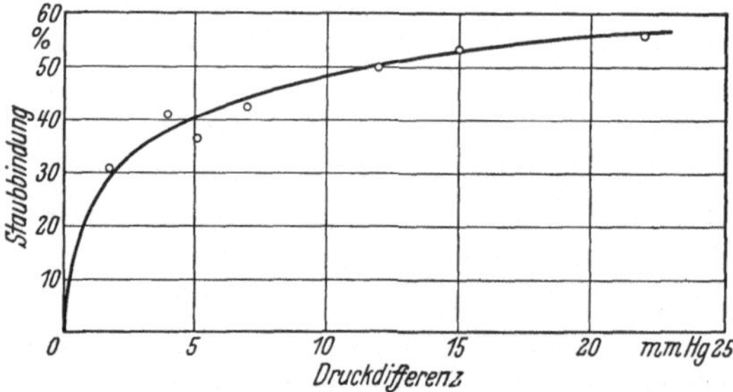

Abb. 13. Die Beziehung zwischen Druckdifferenz und Staubabscheidung bei dem Modell.

Aus den Modellversuchen dürfen wir schließen, daß die Staubabscheidung nicht allein am vorderen Teil der Muscheln stattfindet, sondern vor allem auch dort, wo der Einatmungsluftstrom nach dem Durchgang durch die engsten Stellen zwischen den Muscheln durch die Choanen in den verhältnismäßig geräumigen Nasenrachen eintritt. Als Prallfläche wirken dabei vor allem die Rückwand und die obere Begrenzung des Nasenrachens, die Stelle also, an der die Rachenmandel ihren Sitz hat. Da mit dem Staub ja auch Keime aller Art eindringen und niedergeschlagen werden, so erscheint die Lage der Rachentonsillen gerade an dieser Stelle hierdurch hinreichend erklärt. Nasenärztliche Erfahrungen, die man z. B. bei Kohlenhauern gemacht hat, welche mehrere

Stunden im Kohlenstaub gearbeitet haben, zeigen, daß tatsächlich die Hauptmenge des Staubes sich nicht im vorderen Teil der Nase, sondern im Nasenrachenraum befindet. Mit der Auffassung, daß die Staubabscheidung hinter der engsten Stelle erfolgt, steht auch gut die Feststellung im Einklang, daß die Cilien der Nasenschleimhaut nach hinten und nicht nach vorn schlagen (HILDING), so daß auch der Schleimstrom sich nach dem Nasopharynx zu bewegt (LUCAS und DOUGLAS), wobei die Geschwindigkeit entsprechend der größeren Aminität der Cilien im hinteren Teil der Nase nach hinten zu immer größer wird (HILDING). Durch die Bewegung der Cilien wird also der im vorderen und mittleren Teil der Nase abgeschiedene Staub nach dem Rachen befördert, wo er sich mit der Menge vereinigt, die hinten niedergeschlagen wird.

Der physiologische Weg der Beseitigung von Staub und Schleim aus dem Naseninnern ist demnach der Weg durch den Nasenrachen und seine Entfernung durch Herunterschlucken oder Ausspucken. Nur pathologisch gesteigerte Sekretion führt zur Entleerung nach vorn.

b) Tierversuche und daraus zu ziehende Folgerungen.

Zur weiteren Klärung des Mechanismus der Staubbindung in der Nase führten wir Tierversuche aus. Die Benützung unseres Apparates zur Messung der Staubbindung bei großen Hunden gestaltete sich verhältnismäßig einfach. In Pernocton-Narkose wurde tracheotomiert und eine Kanüle in die Luftröhre eingebunden. Nunmehr konnte ohne Rücksicht auf die Atmung des Tieres an Nase und Rachen gearbeitet werden. Der Eintritt der Luft in die Nase erfolgt durch ein in die Nasenlöcher eingeschobenes, etwa 3 mm dickes Glasröhrchen. Die Abdichtung und der Verschluß des zweiten Nasenloches geschah mit feuchtem Zellstoff. Ein entsprechend gebogenes weiteres Glasröhrchen wurde seitlich vom Zäpfchen in den Nasenrachen eingeführt, durch Andrücken des weichen Gaumens die notwendige Abdichtung hergestellt. Die beiden Glasröhrchen wurden nunmehr mit den entsprechenden Schläuchen des Apparates zur Messung des Staubbindungsvermögens verbunden und die Messung, wie früher beschrieben, durchgeführt. Hunde mit langen Nasen (deutsche Schäferhunde und ähnliche Rassen) zeigten recht regelmäßige Werte von 50—70% für das Staubbindungsvermögen. Niedrigere Werte bis etwa herunter zu 30% fanden sich bei Hunden mit kurzen Nasen (undefinierbare Rassen).

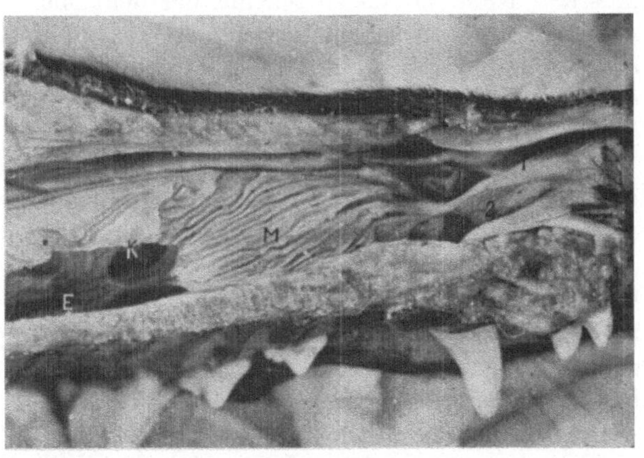

Abb. 14.
Sagittalschnitt durch eine Hundenase (Zeichenerklärung im Text).

Bevor wir die weiteren Versuche beschreiben, ist eine kurze Klarlegung der anatomischen Verhältnisse der Hundenase, die vom Bau der menschlichen

Nase stark abweicht, notwendig (Abb. 14). Durch Knorpel und Schleimhautwülste getrennt, lassen die Nasenlöcher im Innern der Nase zwei vorgezeichnete Luftwege (1 und 2) erkennen, die jedoch nicht vollkommen voneinander getrennt sind. Während durch den oberen Teil (1) vor allem die Luft strömt, die zum Riechepithel gelangt, dürfte die Hauptmenge der Atemluft durch den unteren Teil (2) fließen. Der Luft stellt sich auf beiden Wegen die ventrale Muschel (M) entgegen, deren außerordentlich fein gefältete Knochenlamellen den Weg fast völlig verschließen. Wir überzeugten uns durch die Beobachtung an ganz frisch getöteten Tieren, daß auch der an älteren Präparaten relativ weit erscheinende Weg unter der Muschel hindurch im Leben wohl kaum mehr als 0,5 mm lichte Höhe haben dürfte. Die Muschel hat bei großen Hunden in Richtung des Luftstromes eine Länge von etwa 4—4,5 cm. Hinter der ventralen Muschel befindet sich eine ampullenförmige Erweiterung (E), von etwa halbkugelförmiger Gestalt, die dadurch noch größer erscheint, daß die Kieferhöhlen mit weiten Öffnungen mit ihr in unmittelbarer Verbindung stehen (K). Die Erweiterung geht dann in den je nach der Länge der Schnauze längeren oder kürzeren Nasengaumenkanal über.

Die Betrachtung dieser anatomischen Verhältnisse, wie sie Abb. 14 wiedergibt, zeigt, daß bei der Hundenase, noch klarer als bei der menschlichen, der Mechanismus eine Rolle zu spielen scheint, der dem oben beschriebenen zweiten Modell zugrunde liegt. Aus den sehr engen Wegen, die unter der ventralen Muschel entlang und durch deren Falten hindurch führen, tritt die Luft plötzlich in einen verhältnismäßig weiten Raum, dessen Begrenzungen geeignete Bedingungen für die Ablagerung des Staubes bieten.

Während der Passage durch die Nasenmuscheln wird die Atemluft erwärmt und angefeuchtet. Es war von vornherein anzunehmen, daß die Erwärmung und Anfeuchtung der Luft bei der Hundenase vollständiger sein würde als bei der menschlichen Nase. Infolgedessen erschien es zweckmäßig, die Bedeutung von Temperatur und Feuchtigkeit für die Staubabscheidung an der Hundenase zu studieren. Um den Grad der Anfeuchtung der Atemluft festzustellen, gingen wir so vor, daß wir ein gebogenes Glasrohr in den Nasengaumenkanal möglichst weit nach vorn schoben. Nach Abdichtung durch Andrücken des weichen Gaumens wurde durch dieses Glasrohr Luft in einer Menge von 10 Liter pro Minute gesaugt. Diese Luft nahm durch die Nase einen Weg, der dem der normalen Atemluft entsprach. Auch diese Versuche wurden natürlich an narkotisierten und tracheotomierten Hunden durchgeführt. Die abgesaugte Luft wurde durch konzentrierte Schwefelsäure geleitet, ihr Wassergehalt durch die Gewichtszunahme der Schwefelsäureflaschen bestimmt. Zur Messung der Temperatur wurde gleichzeitig durch das Absaugerohr ein Thermoelement bis in die beschriebene Erweiterung des Nasengaumenkanals vorgeschoben.

Alle auf diese Weise durchgeführten Bestimmungen hatten übereinstimmend das Ergebnis, daß die dicht hinter der unteren Muschel abgesaugte Luft, trotz des für eine Hundenase sehr starken Durchgangs von 10 Liter pro Minute, bei der an der Absaugestelle gegebenen Temperatur mit Wasserdampf vollkommen gesättigt war.

An den gleichen Tieren wurden die Temperaturverhältnisse im Innern der Nase auf folgende Weise ermittelt: Durch ein in den Nasenrachenkanal eingeführtes Rohr wurde ein konstanter Luftstrom durch die Nase gesaugt, dann wurde entweder durch das Rohr von hinten her oder durch ein Nasenloch von vorne her ein Thermoelement, das sich an der Spitze eines entsprechend langen weichen Drahtes befand, eingeschoben. Durch die Anbringung kleiner Isolierstückchen seitlich der Lötstelle des Thermoelementes versuchten wir zu verhindern, daß sich die Lötstelle auf dem engen Weg durch die ventrale Muschel hindurch an die Schleimhaut direkt anlegte. Wenn durch Verletzung der Schleimhaut eine Blutung eintrat, wurde die Messung verworfen.

Als grundsätzliches Ergebnis mehrerer Messungen zeigte sich, daß die Temperatur der aspirierten Luft in und unter der ventralen Muschel schnell ansteigt. Etwa in der Mitte der Muschel hat sie eine Höhe von 34—35⁰ erreicht. Auffallend war, daß die Werte am Hinterende der ventralen Muschel und in dem dahinter gelegenen Raum stets um 0,3—0,6⁰ niedriger waren als im mittleren Teil der ventralen Muschel. Im Nasengaumenkanal bleibt die Temperatur dann konstant. Eine weitere Erwärmung auf Bluttemperatur, die man hätte erwarten können, tritt nicht ein.

Aus diesen Befunden ergibt sich, daß beim Durchgang von Luft durch die Nase folgende physikalische Vorgänge stattfinden: Die Luft wird zunächst erwärmt und mit Wasserdampf gesättigt; gleichzeitig tritt, entsprechend dem BERNOULLIschen Gesetz, bei dem Durchgang durch die Verengerung eine Senkung des Druckes ein, die infolge des Reibungsverlustes und Stoßeffektes beim Eintritt in die Erweiterung nur zum Teil wieder rückgängig gemacht wird. Die Folge der Druckabnahme ist eine Luftverdünnung und damit eine Herabsetzung der Temperatur. Die bei der Hundenase gegenüber der Außenluft bestehende Druckdifferenz beträgt, wie wir uns überzeugen konnten, bei normaler Atmung etwa 3 mm Hg, bei verstärkter Atmung entsprechend mehr. Eine Druckdifferenz von 3 mm Hg würde bei adiabatischer Ausdehnung einer Abkühlung um 0,36⁰ entsprechen. Die gleichzeitig vorhandene erwärmende Wirkung der Schleimhautdurchblutung wirkt der Abkühlung entgegen. Da aber die Luft, wie wir sahen, mit Wasserdampf gesättigt aus der unteren Muschel austritt, so muß eine Abkühlung um Bruchteile eines Grades bereits zu einer Kondensation von Wasser führen.

Die Abkühlung einer mit Wasserdampf gesättigten Luft von 34⁰ auf 33,5⁰ führt zu der Kondensation von etwa $1 \cdot 10^{-3}$ g Wasser pro Liter Luft. Enthält nun die Luft Staub, so wirken die einzelnen Staubkörnchen als Kondensationskerne. Das kondensierende Wasser legt sich in Form einer Hülle um die Staubkörnchen herum, vergrößert ihr Gewicht und damit ihre Fallgeschwindigkeit. Nehmen wir an, daß sich in 1 ccm Luft 5000 Staubteilchen von 1 μ Durchmesser befinden, die wir uns der Einfachheit halber kugelförmig vorstellen, so verteilt sich die pro Kubikzentimeter Luft kondensierende Wassermenge von $1 \cdot 10^{-6}$ g auf die 5000 Teilchen. Jedes Teilchen, dessen Gewicht etwa $1,3 \cdot 10^{-12}$ g beträgt, erhält demnach einen Wassermantel von $2 \cdot 10^{-10}$ g, d. h. das Gewicht des Staubteilchens wird durch die Kondensation etwa auf das 150fache gesteigert. Diese Erhöhung der Masse jedes einzelnen Staubteilchens auf ein vielfaches muß natürlich dazu führen, daß der Staub sich wesentlich leichter niederschlägt. Unter Umständen wird das Gewicht sogar so groß, daß die Fallgeschwindigkeit allein genügt, um im Nasengaumenkanal ein Absinken bis auf den Boden dieses Kanals zu bewirken.

Für das Absinken von Staubteilchen in der Luft gelten nicht die Gesetze des freien Falles. Die Fallgeschwindigkeit ist vielmehr konstant und folgt dem STOKESschen Gesetz:

$$V = \frac{2}{9} \frac{\varrho_1 - \varrho_2}{\mu} g a^2 .$$

In der nachfolgenden Tabelle ist für eine Reihe von Wassertröpfchen die Fallgeschwindigkeit V errechnet.

Tabelle 5.

Durchmesser mm $\cdot 10^{-3}$	V mm/Min.	Durchmesser mm $\cdot 10^{-3}$	V mm/Min.
0,5	0,5	4,0	31,2
1,0	1,9	6,0	70,2
2,0	7,8	8,0	125,0

Die Tabelle zeigt, daß die Größenänderung der Teilchen, wie sie durch Wasserkondensation hervorgerufen wird, einen entscheidenden Einfluß auf die Fallgeschwindigkeit hat. Berücksichtigt man das spezifische Gewicht der Quarzkörnchen, so ergibt sich für das Teilchen von $1\,\mu$ Durchmesser eine Fallgeschwindigkeit von etwa 4 mm pro Minute, die durch den Wassermantel auf rund 10 cm/Minute anwächst. Mindestens ebenso stark wächst bei der gleichen Größenzunahme des Teilchens die Wahrscheinlichkeit, bei Wirbelbildungen oder Krümmungen der Strombahn ausgeschleudert zu werden.

Die Untersuchung der physikalischen Verhältnisse in der Hundenase führt demnach zur Erkennung eines zweiten Mechanismus der Staubabscheidung, der möglicherweise geeignet ist, den zuerst an Hand von Modellversuchen beschriebenen Mechanismus zu verstärken. Dieser zweite Mechanismus ist in seiner Wirkung abhängig von der Druckdifferenz und von der Sättigung der Luft mit Wasserdampf. Ob dieser Mechanismus auch bei der menschlichen Nase eine Rolle spielt, dürfte im wesentlichen davon abhängen, ob die Sättigung mit Wasserdampf beim Durchfließen der Luft durch die menschliche Nase genügend groß ist. Messungen des Wassergehaltes der durch die Nase in den Rachen eingeatmeten Luft sind mehrfach durchgeführt worden. BLOCH kam zu dem Ergebnis, daß die Luft zu etwa $^2/_3$ mit Wasserdampf gesättigt ist. PERWITSCHKY findet, daß bei einer Temperatur von etwa 32° C im Nasenrachenraum die Luft an dieser Stelle zu etwa 79% mit Wasserdampf gesättigt ist. HELLMANN findet ähnliche Werte. Der Grad der Sättigung ist von der Geschwindigkeit der Luftdurchströmung abhängig. Die von dem Autoren angewandte Methode erfaßte nicht mit völliger Exaktheit die physikalischen Bedingungen der Luft beim Durchtritt durch die Choanen. Insbesondere läßt sich aus der Beschreibung der Versuche nicht sicher entnehmen, ob die in den Ableitungsröhren und Schläuchen vor dem Durchgang durch die Trockeneinrichtung unter Umständen schon niedergeschlagenen Wassermengen mit der nötigen Sicherheit erfaßt wurden. Die Versuche sprechen also zwar gegen das Vorkommen von Staubabscheidung durch Kondensation bei Menschen, dürften sie aber noch nicht mit Sicherheit ausschließen.

Die bisher an Menschen vorgenommenen Temperaturmessungen lassen Schlüsse darüber, ob eine Kondensation hinter der engsten Stelle auftreten kann oder nicht, nicht zu. Die Temperatur im Rachen liegt etwa zwischen 30 und 32° C, nach anderen Angaben (DÖDERLEIN) zwischen 32 und 35°. Die älteren Messungen (BLOCH und ASCHENBRANDT) sagen über den Verlauf des Temperaturanstieges nichts aus. HELLMANN machte thermoelektrische Messungen in der Nase und fand, daß die Temperatur vom Naseneingang aus ansteigt, aber bereits in der Gegend der mittleren Muschel ihren höchsten Stand erreicht, der im Nasenrachenraum nur um wenige Zehntelgrade überschritten wird. Dieser Befund spricht für eine grundsätzliche Ähnlichkeit des Temperaturverlaufes in der menschlichen und in der Hundenase.

II. Die Bedeutung des Nasenfilters für die Entstehung von Staubkrankheiten.

1. Untersuchungen über den Zusammenhang zwischen Silicose und Staubbindungsvermögen der Nase.

Die im folgenden zu beschreibenden Untersuchungen (LEHMANN, 2, 3) wurden ausgeführt, um zu prüfen, ob das sehr verschiedene Staubbindungsvermögen der Nase einen dispositionellen Faktor für die Entstehung der Silicose bildet. Der sicherste Weg zur Entscheidung dieser Frage würde zweifellos darin bestehen, daß man eine Gruppe von jungen Arbeitern, die im Begriffe stehen, die Tätigkeit in einem Staubbetrieb aufzunehmen, in bezug auf die Staubbindungsfähigkeit ihrer Nasen untersucht und nunmehr verfolgt, ob sich bei den Arbeitern mit Nasen von schlechter Staubbindungsfähigkeit eher Krankheitserscheinungen zeigen als bei solchen mit besseren Nasen. Es ist bekannt, daß die Staublungenerkrankung sich sehr verschieden schnell entwickelt. Während manche Arbeiter schon nach 3 oder 5 Jahren die ersten Anzeichen einer beginnenden Silicose aufweisen, beginnt unter den gleichen Bedingungen bei vielen anderen Arbeitern erst nach 8, 10 oder 12 Jahren eine Veränderung in den Lungen. Wollte man den oben erwähnten Versuch ausführen, so würde man demnach mindestens 10 Jahre warten müssen, bis man entscheiden kann, ob tatsächlich ein Zusammenhang zwischen den Erkrankungen an Silicose und dem Staubbindungsvermögen der Nase besteht.

Angesichts der großen praktischen Bedeutung, welche die Silicoseerkrankung für zahlreiche Gewerbe erlangt hat, scheint es nicht gerechtfertigt, die Entscheidung über die Zweckmäßigkeit einer prophylaktischen Maßnahme von dem Ausfall eines zwar eindeutigen, aber übermäßig lang dauernden Versuches abhängig zu machen. Ein derartiges Vorgehen wäre um so weniger zu verantworten, als sich durch die Erfassung einer großen Anzahl bereits erkrankter Arbeiter einerseits und solcher, die trotz langer Arbeitsdauer nicht erkrankt sind andererseits, der Nachweis mit nahezu der gleichen Sicherheit führen läßt. Wenn ein schlechtes Staubbindungsvermögen der Nase eine Disposition für die Entstehung der Staublunge schafft, so müssen unter den Erkrankten, namentlich unter den frühzeitig Erkrankten, sich vorzugsweise Personen mit schlechten Nasenfiltern befinden, während andererseits unter den trotz längerer Arbeitsdauer nicht Erkrankten viele sein müssen, die durch das gute Staubbindungsvermögen ihrer Nase relativ gut geschützt sind.

Wenn wir von der Annahme ausgehen, daß maßgebend für das Auftreten der Silicoseerkrankung die Menge des in die Lungen gelangenden kieselsäurereichen Staubes ist, so muß neben dem Staubbindungsvermögen der Nase die

Arbeitsdauer, die Konzentration und mineralische Zusammensetzung des Staubes und die Intensität der Arbeit eine Rolle spielen. Die letztere, weil sie bestimmend ist für die Menge der eingeatmeten Luft. Für den Vergleich größerer Arbeitergruppen ist es daher notwendig, daß die letztgenannten Bedingungen, Konzentration und Art des Staubes sowie die Intensität der Arbeit nach Möglichkeit konstant sind. Es liegt auf der Hand, daß sich eine völlige Konstanz dieser Bedingungen bei mehreren Hundert Arbeitern über die Dauer von 10 und mehr Jahren niemals wird erreichen lassen. Immerhin müssen wir danach trachten, unseren Untersuchungen in erster Linie solche Arbeiterkategorien zugrunde zu legen, bei denen diese Bedingungen einigermaßen erfüllt sind.

a) Untersuchungen an Ruhrbergleuten.

Im Steinkohlenbergbau, speziell in dem des Ruhrgebietes, unterscheidet man im wesentlichen zwei Kategorien von Bergleuten: Die Kohlenhauer und die Gesteinshauer. Der Kohlenhauer ist beschäftigt mit allen Arbeiten, die mit der unmittelbaren Hereingewinnung von Kohle zusammenhängen. Er ist in hohem Maße der Einatmung von Kohlenstaub, in geringerem Maße aber auch der von Gesteinsstaub ausgesetzt. Bei dem Vortrieb einer Strecke im Kohlenflöz fällt ihm meist auch die Aufgabe zu, das Hangende bzw. Liegende des Kohlenflözes (der darüber und darunter liegenden Gesteinsschichten) mit abzubauen, um der Abbaustrecke die notwendige Höhe zu geben. Zu der Tätigkeit des Kohlenhauers gehört meist auch das Einbringen des Versatzes (Hohlraumfüllung), wobei oft beträchtliche Mengen von Gesteinsstaub aufgewirbelt werden.

Der Gesteinshauer arbeitet überall da, wo Zugänge zu neuen Teilen eines Flözes hergestellt werden müssen. Seine Aufgabe ist es, Querschläge (Verbindungswege) vorzutreiben, Schächte und Blindschächte (nicht bis zur Erdoberfläche reichende Schächte) anzulegen. Die Zahl der Gesteinshauer ist sehr viel geringer als die der Kohlenhauer, ihre Silicosegefährdung jedoch ungleich größer. Praktisch ist daher das Silicoseproblem im Ruhrgebiet ein Problem der Gesteinshauer.

Das Gestein, in dem hauptsächlich gearbeitet wird, ist carbonischer Sandstein von wechselnder Härte. Nur an relativ wenigen Stellen führt die Arbeit durch Schiefer. Erfahrungsgemäß ist die Silicosegefahr im Schiefer sehr viel geringer. Die Arbeit des Gesteinshauers besteht in der Regel im Vorbohren von Schießlöchern mit Hilfe von Preßluftbohrern, im Wegschaufeln der losgeschossenen Berge (Steine), im Nacharbeiten und Ausbauen der Strecke. Im Querschlag wird im wesentlichen horizontal gearbeitet, beim Abteufen von Schächten und Blindschächten senkrecht nach unten, beim Aufbruch senkrecht nach oben. Die Staubbildung bei diesen Arbeiten ist durch die neueren Bohrverfahren, die den Staub durch Anfeuchten oder durch Schaumbildung binden, in den letzten Jahren wesentlich herabgesetzt worden.

Bei dem vor Stein arbeitenden Bergmann, speziell dem des Ruhrgebietes, dürfen wir annehmen, daß die Arbeitsbedingungen gleichmäßiger sind als bei der Mehrzahl der sonstigen Staubbetriebe. Die Natur des Gesteins und die Arbeitsweise zeigen innerhalb des Reviers keine grundsätzlichen Unterschiede. Ein weiterer Grund dafür, daß wir unsere Untersuchungen in erster Linie an vor Stein arbeitenden Bergleuten ausführten, lag darin, daß die absolute Zahl der Staublungenfälle bei keiner anderen Arbeitergruppe eine solche Höhe erreicht wie bei den Gesteinshauern. Maßgebend war weiter, daß auch bei keinem Berufszweig die Bekämpfung der Silicose so systematisch organisiert ist, wie im Bergbau. Jeder als Gesteinshauer tätige Bergmann wird durch die Knappschaft bzw. Knappschafts-Berufsgenossenschaft in regelmäßigen Abständen von höchstens 3 Jahren röntgenologisch untersucht, so daß man von jedem Mann weiß, ob bei ihm silikotische Erscheinungen vorhanden sind oder nicht. Bei den übrigen Berufsgruppen sind dagegen meist nur die schweren Fälle bekannt. Bei der Untersuchung von Ruhrbergleuten konnten wir daher ohne weiteres auf diesen röntgenologischen Untersuchungen, deren Ergebnisse uns entgegenkommenderweise durch die Ruhrknappschaft zur Verfügung gestellt wurden, aufbauen.

Unsere Versuchsreihe (Tab. 7) umfaßt zwei Reihen, A und B, die, beide an Ruhrbergleuten gewonnen, sich auf dasselbe Menschenmaterial und dieselben Arbeitsbedingungen beziehen. Die Reihe A entstand dadurch, daß wir uns an Hand der von der Knappschaft zur Verfügung gestellten Kartothek vorzugsweise alte gesunde und junge leicht erkrankte Bergleute in das Institut kommen ließen, um sie hier zu untersuchen. Die Entstehung der Versuchsreihe B verdanken wir dem freundlichen Entgegenkommen der Sektion 2 der Knappschafts-Berufsgenossenschaft in Bochum und insbesondere der Liebenswürdigkeit des Herrn Professor Dr. REICHMANN, der es gestattete, daß die Untersuchungen im Krankenhaus Bergmannsheil in Bochum durchgeführt wurden. Die Versuchsreihe B umfaßt neben wenigen gesunden und einigen leichten Fällen viel Schwerstaublungenkranke, bei denen ein Rentenverfahren bereits durchgeführt worden war. Versuchsreihe A enthält 337, Versuchsreihe B 166 Fälle. In der nachfolgenden Tabelle sind die einzelnen Bergleute in der zufälligen Reihenfolge der Untersuchung aufgeführt. Die Versuchsreihe B beginnt mit Nr. 338. Von jedem Bergmann ist das Lebensalter (A) eingetragen, ferner die Dauer seiner Arbeit vor Stein (St.A.). Unter (N) findet sich das Staubbindungsvermögen der Nase. Diese Zahlen stellen jeweils Durchschnittswerte aus mindestens 4 Messungen dar. In der nächsten Spalte ist der Grad der Staublungenerkrankung eingetragen. Benutzt wird dabei die gebräuchliche Dreiteilung in „schwer" (s), „mittel" (m) und „leicht" (l). Als Ergebnis der röntgenologischen Untersuchung fanden wir bei vielen Arbeitern Diagnosen wie „beginnend", „fraglich", „leichte Staubeinlagerungen" u. dgl. Alle diese Fälle, die noch nicht den Grad erreicht haben, den man für gewöhnlich als leichte Staublunge bezeichnet, bei denen aber doch geringe Veränderungen mit Wahrscheinlichkeit angenommen werden müssen, haben wir als „beginnend" (b) bezeichnet. Die völlig gesunden Bergleute erhalten die Bezeichnung „g". Über den in der nächsten Spalte angegebenen Index (I) wird an anderer Stelle berichtet werden. Ausdrücklich möchten wir darauf hinweisen, daß die wiedergegebenen Befunde an Bergleuten nicht geeignet sind, um daraus Schlüsse auf die Häufigkeit der Silicoseerkrankungen bei Ruhrbergleuten zu ziehen. Da wir zu den Untersuchungen meistens bestimmte Gruppen, wie etwa alte gesunde oder junge kranke Leute auswählten, ist das Verhältnis zwischen der Zahl der Gesunden und der Kranken in unserer Tabelle hierdurch beeinflußt und spiegelt nicht die tatsächlichen Verhältnisse wieder. Wie groß die Erkrankungshäufigkeit bei den Gesteinshauern des Ruhrgebietes tatsächlich ist, geht aus einer

Statistik von SCHULTE hervor, die sich auf 10 867 Fälle bezieht. Hierdurch ergibt sich folgendes Bild.

Tabelle 6.

Dauer der Gesteinsarbeit		1—5 Jahre	5—10 Jahre	10—15 Jahre	15—40 Jahre durchschnittlich 20 Jahre
Zahl der Untersuchten . .		3662 = 100%	2171 = 100%	2126 = 100%	2908 = 100%
Staub-	keine .	2973 = 76,3%	1020 = 47,0%	644 = 30,2%	452 = 15,6%
ver-	leicht .	823 = 22,5%	1054 = 48,5%	1278 = 60,1%	1760 = 60,5%
änderungen	mittel .	46 = 1,2%	89 = 4,1%	184 = 8,7%	579 = 19,9%
	schwer .	0 = 0,0%	8 = 0,4%	20 = 1,0%	117 = 4,0%

Unter „Bemerkungen" finden sich in der Haupttabelle vor allem Hinweise auf Mundatmung (M). Bei unseren Untersuchungen wurde stets versucht, festzustellen, ob der betreffende Mann bei der Arbeit durch den Mund atmet. Diese Feststellung ist jedoch nicht immer sicher möglich. Die Zahl der ausgesprochenen Mundatmer unter den Bergleuten ist offenbar recht gering. Einmal werden ausgesprochene Mundatmer bereits bei der Einstellung zurückgewiesen, ferner hat wohl jeder im Staub Arbeitende das Bestreben, so wenig wie möglich durch den Mund zu atmen, da er ganz richtig der Ansicht ist, durch die Mundatmung größere Mengen von Staub in die Lungen zu bekommen als durch die Nasenatmung. Manche Personen vermögen richtige Angaben, ob sie durch den Mund atmen oder nicht, nicht zu machen. Es ist daher wahrscheinlich, daß in Wirklichkeit die Zahl der Mundatmer etwas größer ist als es nach der Tabelle erscheint.

Zwischen den eigentlichen Mundatmern und den Leuten, die auch bei den größten Anstrengungen durch die Nase atmen können, steht die große Menge derjenigen Personen, die bei großen Anstrengungen gelegentlich auch einmal den Mund bei der Atmung zu Hilfe nehmen. Die schwerste Arbeit, die von Gesteinshauern verrichtet wird, ist das Schaufeln der Berge (Steine). Einen sicheren Anhalt darüber zu gewinnen, wieviel Mundatmung hierbei wirklich ausgeübt wird, dürfte kaum möglich sein. Letzten Endes ist es das Ergebnis unserer Untersuchungen, welches gewisse Schlüsse in dieser Richtung gestattet. Findet sich nämlich eine enge Beziehung zwischen Staubbindung der Nase und der Silicose, so spricht das gegen eine große Bedeutung der gelegentlichen Mundatmung.

Überblickt man die Werte für das Staubbindungsvermögen der Nase in Tabelle 7 und gleichzeitig die zugehörigen Diagnosen, so fällt ohne weiteres auf, daß die mit „gesund" bezeichneten Bergleute sehr häufig gute, die erkrankten Bergleute dagegen in der Mehrzahl schlechte Nasen aufweisen. Wenn wir der Kürze des Ausdruckes halber von „guten" oder „schlechten" Nasen sprechen, so ist damit stets gut oder schlecht in bezug auf das Staubbindungsvermögen gemeint.

Um die Ergebnisse übersichtlicher zu gestalten, haben wir in Abb. 15 als Abszisse das Staubbindungsvermögen der Nase, als Ordinate die Dauer der Arbeit vor Stein eingetragen. Aus dem Zeichen, mit dem die einzelnen Leute in dieser Darstellung vermerkt sind, ist zu ersehen, ob sie gesund, leicht oder schwer erkrankt waren. Die beginnenden Fälle sind durch ein besonderes Zeichen markiert. Ebenso sind die Mundatmer hervorgehoben.

Tabelle 7.

Nr.	A	AA	N	D	I	Bem.	Nr.	A	AA	N	D	I	Bem.	Nr.	A	AA	N	D	I	Bem.
1	50	20	73,7	g	+17		51	46	24	49,0	g	+ 1		101	45	25	69,8	m	+10	
2	47	3	15,4	s	+ 5		52	45	18	16,4	l	—10		102	51	16	50,2	g	+ 9	
3	50	21	63,2	g	+11		53	37	17	46,5	b	+ 6		103	50	22	22,5	m	—11	
4	40	17	46,5	g	+ 6		54	40	18	46,4	g	+ 5		104	50	18	24,5	m	— 6	
5	54	28	19,0	l	—19		55	48	22	19,4	l	—12		105	51	20	65,1	g	+13	
6	45	18	57,0	g	+10		56	38	17	31,3	b	— 1		106	43	22	12,3	l	—16	
7	45	21	9,6	l	—16		57	36	13	56,0	g	+15		107	45	22	51,8	m	+ 4	
8	48	21	52,8	g	+ 5		58	41	10	35,3	m	+ 8		108	43	14	12,8	l	— 8	
9	51	29	10,6	m	—24		59	42	12	39,6	l	+ 8		109	32	11	47,9	l	+13	
10	51	21	52,1	g	+ 5		60	41	14	17,7	l	+ 5		110	39	15	74,6	l	+22	
11	47	29	50,8	g	— 4		61	47	25	44,5	g	— 3		111	43	14	82,0	g	+27	
12	53	29	23,3	l	—18		62	39	14	22,2	l	— 3		112	44	19	48,7	g	+ 5	
13	46	28	7,6	l	—24		63	46	18	70,6	g	+17		113	49	7	75,0	g	+30	
14	36	17	18,9	l	— 8		64	48	17	13,9	l	—10		114	47	23	44,1	g	— 1	
15	43	20	20,6	m	—10		65	47	20	7,1	l	—16		115	46	18	44,1	g	+ 4	
16	49	29	21,1	l	—19		66	39	14	56,3	g	+14		116	50	27	18,8	l	—18	
17	36	12	52,5	l	+14		67	43	15	40,1	g	+ 5		117	39	13	25,9	m	0	
18	40	13	58,9	g	+16		68	43	19	44,8	b	+ 3		118	45	22	25,1	m	— 9	
19	54	34	64,8	g	— 2		69	41	19	47,0	g	+ 4		119	41	19	48,2	g	+ 5	
20	55	30	50,5	g	— 5		70	37	12	47,7	g	+12		120	40	17	60,4	g	+13	
21	43	19	67,5	g	+15		71	60	35	68,9	g	— 1		121	39	16	45,8	g	+ 7	
22	52	18	55,7	g	+10		72	45	26	58,5	g	+ 3		122	36	18	56,0	g	+10	
23	42	18	66,3	g	+15		73	45	18	16,3	l	—10		123	48	13	8,0	l	— 9	
24	52	13	10,8	m	— 8		74	36	15	52,4	g	+11		124	33	6	25,8	l	+ 7	
25	47	25	53,6	g	+ 2		75	49	23	32,8	b	— 7		125	43	12	20,0	l	— 2	
26	52	22	15,9	m	—14		76	43	22	52,4	g	+ 4		126	47	16	15,2	l	— 8	
27	46	23	59,1	l	+ 7		77	45	16	58,6	g	+13		127	46	16	59,8	l	+14	
28	44	29	34,6	g	+12		78	34	16	72,3	g	+20		128	37	15	21,6	l	— 4	
29	40	13	55,9	g	+15		79	38	16	45,7	g	+ 7		129	40	11	56,9	l	+17	M
30	50	20	20,3	m	—10		80	42	16	72,8	g	+20		130	43	17	26,9	l	— 4	
31	50	16	44,8	b	+ 6		81	49	22	28,8	b	— 8		131	29	9	37,8	l	+10	
32	36	15	42,1	g	+ 6		82	41	13	39,9	m	+ 7		132	54	19	7,7	b	—15	
33	37	20	50,6	g	+ 5		83	55	31	38,3	l	—12		133	39	11	15,5	l	— 3	
34	43	16	20,7	m	— 6		84	35	19	60,1	g	+11		134	42	14	31,4	l	+ 2	
35	40	15	36,3	g	+ 3		85	46	12	70,8	g	+23		135	29	7	26,7	l	+ 6	
36	53	24	21,3	g	—14		86	33	12	64,5	g	+20		136	51	23	12,5	l	—17	
37	45	25	30,7	l	—10		87	36	15	69,8	g	+20		137	32	14	19,5	l	— 4	
38	42	24	21,0	l	—14		88	40	11	16,6	l	— 3		138	35	10	31,1	l	+ 6	
39	39	23	37,4	g	— 4		89	36	16	20,3	l	— 6		139	46	18	28,3	l	— 4	
40	49	19	11,7	l	—13		90	34	14	12,9	m	— 8		140	43	6	80,8	l	+34	M
41	44	17	23,5	b	— 5		91	48	28	15,7	m	—20		141	35	11	24,2	l	+ 1	
42	48	28	27,6	l	—14		92	49	15	18,1	l	— 6		142	33	13	56,6	l	+15	M
43	48	20	27,1	l	— 6		93	50	21	48,5	g	+ 3		143	45	23	30,2	l	— 8	
44	46	14	9,0	m	— 9		94	44	19	24,2	m	— 7		144	29	9	20,5	l	+ 1	
45	49	26	19,9	l	—16		95	44	13	46,9	g	+10		145	46	19	31,8	l	— 3	
46	44	22	53,4	g	+ 5		96	47	21	23,8	b	— 9		146	37	12	6,1	l	— 9	
47	48	16	25,3	l	— 3		97	50	21	9,8	l	—16		147	38	16	48,9	g	+ 8	
48	50	21	23,3	b	— 9		98	42	11	62,4	g	+20		148	46	19	85,2	g	+24	
49	42	18	69,2	g	—17		99	52	18	52,2	g	+ 8		149	36	14	65,5	g	+ 9	
50	47	20	67,5	g	+14		100	37	16	66,0	g	+17		150	46	24	45,8	g	— 1	

Tabelle 7 (Fortsetzung).

Nr.	A	AA	N	D	I	Bem.
151	57	25	23,2	l	−13	
152	37	10	20,8	b	0	
153	42	14	53,8	l	+13	
154	42	14	18,8	l	− 5	
155	48	13	37,6	l	+ 6	
156	43	8	52,1	g	+18	
157	51	18	66,4	g	+15	
158	47	18	55,6	g	+10	
159	39	14	20,1	b	− 4	
160	41	9	32,1	l	+ 7	
161	47	10	37,1	l	+ 8	
162	48	15	9,6	l	− 5	
163	29	10	20,6	b	0	
164	34	10	8,0	b	− 6	
165	45	19	5,1	g	−16	
166	39	9	51,1	g	+17	
167	34	9	59,7	g	+21	
168	46	13	61,3	g-	+18	
169	37	15	45,5	g	+ 8	
170	32	13	52,4	l	+13	
171	43	18	48,6	l	+ 6	M
172	43	16	13,7	l	− 9	
173	43	14	9,5	l	− 4	
174	33	13	24,4	g	− 1	
175	34	10	33,4	l	+ 7	
176	29	6	60,6	b	+24	
177	44	9	15,9	b	+ 7	
178	39	4	8,3	g	0	
179	49	25	6,7	g	−22	
180	44	27	45,4	g	− 4	
181	33	1	34,4	b	+16	
182	49	13	58,8	g	+16	
183	28	7	13,9	b	0	
184	32	8	45,3	b	+15	
185	39	13	29,8	l	+ 2	
186	42	17	69,4	g	+18	
187	43	11	30,7	g	+ 4	
188	35	14	32,9	g	+ 2	
189	33	11	48,7	l	+13	
190	34	13	56,0	g	+15	
191	44	11	56,2	g	+17	
192	35	12	53,1	g	+15	
193	43	17	30,6	l	− 2	
194	46	11	14,8	l	− 4	
195	34	10	8,0	b	− 6	
196	39	10	46,7	g	−13	
197	38	12	53,1	l	+ 5	
198	39	16	30,1	l	− 1	
199	43	18	44,5	g	+ 4	
200	34	15	29,9	l	0	

Nr.	A	AA	N	D	I	Bem.
201	48	10	25,2	g	+ 3	
202	41	8	18,1	g	+ 1	
203	48	9	35,5	l	+ 9	
204	35	4	53,4	l	+23	
205	32	10	11,9	g	− 4	
206	29	8	45,5	g	+15	
207	33	8	71,0	g	+27	
208	31	10	8,4	b	− 6	
209	48	20	4,8	l	−18	
210	36	13	8,9	g	− 9	
211	39	7	6,2	l	− 4	
212	35	10	33,5	l	+ 7	
213	48	4	51,9	l	+22	
214	43	12	32,5	g	+ 4	
215	44	8	17,5	l	+ 1	
216	34	4	9,2	l	+ 1	
217	32	7	38,1	l	+12	
218	31	9	69,7	l	+26	M
219	37	10	27,9	l	+ 4	
220	38	0,3	17,5	l	+ 8	
221	30	6	48,3	g	+18	
222	35	15	44,4	g	+ 7	
223	43	7	57,4	l	+22	
224	45	4	19,5	l	+ 6	
225	48	21	1,5	g	−19	
226	43	17	39,9	g	+ 3	
227	49	16	19,0	l	− 6	
228	38	14	55,9	l	+14	
229	36	12	6,6	l	− 9	
230	45	12	42,8	g	+ 9	
231	43	15	55,9	g	+13	
232	43	13	51,4	l	+13	M
233	36	20	18,0	g	−11	
234	40	14	46,9	g	+ 9	
235	37	13	62,3	g	+18	
236	48	16	29,4	l	− 1	
237	35	12	57,0	g	+16	
238	34	16	44,8	g	+ 6	
239	41	17	3,3	l	−15	
240	37	10	15,6	g	− 2	
241	42	9	8,7	l	− 5	
242	35	18	6,1	l	−15	
243	40	15	7,7	g	−11	
244	33	9	22,5	g	+ 2	
245	42	13	52,6	g	+13	
246	40	11	44,1	g	+11	
247	37	11	55,9	g	+17	
248	34	10	42,2	g	+11	
249	34	7	47,7	g	+17	
250	43	17	60,0	l	+13	

Nr.	A	AA	N	D	I	Bem.
251	52	11	11,3	m	− 5	
252	40	15	4,7	l	−13	
253	38	12	11,2	g	0	
254	27	4	13,2	g	+ 3	
255	36	14	12,3	l	− 8	
256	41	16	14,2	g	− 9	
257	34	13	31,8	g	+ 3	
258	35	13	33,2	g	+ 4	
259	35	14	52,9	g	+12	
260	42	17	19,2	l	− 7	
261	45	12	11,3	m	− 6	
262	37	13	48,5	g	+ 9	
263	40	12	69,3	g	+23	
264	34	16	0,0	l	−16	
265	34	2	0,0	g	− 2	
266	35	9	8,9	g	− 5	
267	44	17	13,5	l	−10	
268	35	11	82,8	g	+30	
269	54	15	10,6	l	−10	
270	48	20	34,7	l	−13	
271	50	18	49,6	l	+ 7	M
272	30	12	10,5	g	− 7	
273	48	23	68,3	l	+10	M
274	43	14	32,6	l	+ 2	
275	37	12	58,0	l	+17	
276	50	10	31,4	g	+ 6	
277	46	17	49,6	g	+ 8	
278	37	13	11,3	l	− 7	
279	43	11	13,1	l	− 4	
280	44	16	4,4	l	−14	
281	46	24	11,3	l	−18	
282	39	14	0,0	l	−14	
283	38	12	31,7	g	+ 4	
284	39	13	12,3	g	− 7	
285	47	30	11,7	l	−24	
286	45	13	55,5	l	+15	
287	32	9	36,5	g	+ 9	
288	45	20	30,8	l	− 5	
289	37	17	5,1	g	−14	
290	37	15	31,1	g	+ 1	
291	52	12	35,1	b	+ 6	
292	33	11	8,1	g	− 7	
293	39	15	15,3	b	− 7	
294	37	14	9,5	l	− 9	
295	45	21	21,7	l	−10	
296	37	15	54,5	b	+12	
297	46	8	61,1	l	+23	
298	36	16	59,1	l	+14	
299	46	15	76,8	l	+23	M
300	38	18	19,5	l	− 8	

Tabelle 7 (Fortsetzung).

Nr.	A	AA	N	D	I	Bem.	Nr.	A	AA	N	D	I	Bem.	Nr.	A	AA	N	D	I	Bem.
301	34	17	27,3	l	— 3		351	45	16	18,8	s	— 7		401	39	12	38,1	l	+ 7	
302	40	12	61,8	l	+19		352	51	15	79,9	s	+25	M	402	32	4	32,6	b	+12	
303	48	18	7,4	l	—14		353	45	16	14,7	s	— 9		403	36	16	37,8	l	+ 3	
304	39	14	72,9	l	+22	M	354	52	20	18,6	s	—11		404	42	16	39,2	l	+ 4	
305	44	10	60,8	b	+20		355	59	20	27,0	s	— 7		405	38	13	43,1	l	+ 9	
306	49	16	68,5	g	+18		356	42	8	56,9	s	+20	M	406	50	3	42,1	b	+18	
307	30	12	19,4	g	— 2		357	38	13	45,7	s	+10		407	40	7	25,8	g	+ 6	
308	37	14	43,5	b	+ 8		358	25	0,3	55,7	g	+28		408	26	5	35,7	g	+13	
309	40	14	32,4	b	+ 2		359	20	0,3	48,7	g	+24		409	38	11	29,7	l	+ 4	
310	45	13	24,3	g	— 1		360	46	15	48,2	s	+ 9	M	410	36	12	33,2	b	+ 5	
311	37	14	37,7	g	+ 5		361	47	0	66,6	g	+33		411	37	7	37,9	b	+12	
312	29	11	14,8	g	— 4		362	45	12	45,2	g	+11		412	28	6	34,2	g	+11	
313	33	6	23,8	l	+ 6		363	60	19	51,3	s	+ 7		413	40	18	29,0	l	— 3	
314	46	14	14,8	m	— 7		364	52	23	17,1	s	—14		414	49	7	21,5	l	+ 4	
315	33	14	27,7	g	0		365	48	25	11,5	s	—19		415	42	15	20,0	l	— 5	
316	37	14	54,1	g	+13		366	53	2	9,3	s	+ 3		416	55	29	23,6	l	—17	
317	34	13	31,3	g	+ 3		367	37	17	38,0	g	+ 2		417	50	24	26,9	s	—11	
318	40	10	66,2	g	+23		368	47	21	23,4	s	— 9		418	30	9	40,5	b	+11	
319	39	11	66,2	g	+22		369	56	24	11,5	s	—18		419	33	12	42,9	b	+ 9	
320	41	14	22,5	b	— 3		370	51	20	5,8	s	—17		420	26	3	39,5	g	+17	
321	37	14	69,2	g	+21		371	30	6	48,0	g	+18		421	49	26	22,4	l	—15	
322	36	13	74,1	g	+24		372	43	0	63,4	g	+32		422	31	4	41,6	b	+17	
323	35	11	38,9	g	+ 8		373	49	19	46,1	s	+ 4		423	46	18	64,8	l	+14	
324	31	12	16,3	g	— 4		374	36	10	65,5	g	+13		424	44	16	39,6	g	+ 4	
325	30	12	22,9	b	— 1		375	30	5	32,6	g	+11		425	27	3	36,2	g	+15	
326	32	14	35,6	b	+ 4		376	55	23	33,9	s	— 6		426	35	18	42,3	b	+ 3	
327	42	13	61,8	g	+18		377	54	16	22,6	l	— 5		427	39	13	38,7	b	+ 6	
328	34	9	58,3	g	+20		378	31	14	52,5	m	+12		428	45	21	28,9	l	— 7	
329	32	9	65,4	g	+24		379	35	11	37,9	l	+ 8		429	49	21	34,1	l	— 4	
330	43	12	42,3	g	+ 9		380	38	13	53,2	b	+13		430	32	13	38,0	l	+ 6	
331	40	10	15,9	g	— 2		381	41	17	33,1	l	0		431	50	15	9,5	l	—10	
332	36	10	68,1	g	+24		382	32	10	39,8	l	+10		432	34	7	34,1	g	+10	
333	32	5	62,5	g	+26		383	34	15	25,9	m	— 2		433	70	20	13,2	s	—13	
334	39	9	10,9	g	— 4		384	45	20	49,3	l	+ 5		434	26	4	33,1	b	+13	
335	38	7	75,5	b	+31		385	35	15	31,3	l	+ 1		435	27	4	33,9	g	+13	
336	34	9	75,2	g	+29		386	40	16	33,8	l	+ 1		436	42	15	18,4	l	— 6	
337	45	15	34,2	b	+ 2		387	33	6	22,7	b	+ 5		437	38	15	19,9	l	— 5	
338	52	21	16,3	l	—13		388	46	17	40,2	l	+ 3		438	38	13	17,7	s	— 4	
339	38	12	47,5	g	+12		389	45	17	25,4	l	— 4		439	25	5	46,6	g	+18	
340	55	15	30,9	g	0		390	26	2	37,9	g	+17		440	39	5	12,2	b	+ 1	
341	47	15	27,1	s	— 1		391	44	15	28,7	l	— 1		441	39	17	29,2	l	— 2	
342	53	16	21,3	s	— 5		392	48	0	27,4	g	+28		442	63	35	13,1	s	—28	
343	37	9	35,8	s	+ 9		393	26	1	33,3	g	+16		443	40	9	25,4	l	+ 4	
344	45	15	23,2	s	— 3		394	50	11	37,3	l	+ 8		444	25	5	24,8	l	+ 7	
345	47	6	47,4	b	+18		395	29	5	42,7	g	+16		445	33	14	24,4	l	— 2	
346	55	20	22,1	s	— 9		396	27	4	43,9	g	+18		446	34	4	39,4	b	+16	
347	48	9	33,2	s	+ 8		397	35	11	37,7	g	+ 8		447	58	25	42,7	l	— 4	
348	61	16	14,8	s	— 9		398	58	24	24,7	l	—12		448	46	17	34,5	l	0	
349	59	24	20,7	s	—14		399	50	13	36,9	l	+ 5		449	25	3	36,5	g	+15	
350	50	23	17,7	s	—14		400	25	2	41,1	g	+19		450	64	27	34,1	s	—10	

Tabelle 7 (Fortsetzung).

Nr.	A	AA	N	D	I	Bem.	Nr.	A	AA	N	D	I	Bem.	Nr.	A	AA	N	D	I	Bem.
451	33	4	28,9	b	+ 10		468	59	25	21,7	s	—14		486	54	10	20,4	s	0	
452	27	5	34,8	b	+ 12		469	34	15	33,7	l	+ 2		487	56	27	18,1	s	—18	
453	44	16	21,8	l	— 5		470	51	15	14,2	s	— 8		488	37	4	10,2	b	+ 1	
454	39	16	35,2	m	+ 2									489	44	19	9,9	s	—14	
455	37	11	19,2	l	— 1		471	58	17	21,0	s	— 6		490	48	19	7,7	s	—15	
							472	49	20	17,1	s	—11								
							473	54	30	16,7	l	—22		491	52	20	8,8	s	—16	
456	36	3	29,6	b	+ 12		474	59	19	27,7	l	— 5		492	44	11	13,4	s	— 4	
457	37	19	32,9	l	— 3		475	53	21	10,0	s	—16		493	54	26	8,5	s	—22	
458	36	16	29,4	l	— 1									494	38	6	16,7	s	+ 2	
459	35	10	20,4	l	+ 5		476	42	19	27,0	l	— 5		495	47	11	14,4	s	— 4	
460	30	10	33,8	b	+ 7		477	40	13	23,4	l	— 1								
							478	46	15	27,9	l	— 1		496	68	24	15,1	s	—16	
461	29	11	33,2	l	+ 6		479	50	15	21,3	s	— 4		497	51	14	8,5	s	—10	
462	55	19	29,7	l	— 4		480	57	23	10,3	s	—18		498	52	19	6,9	s	—16	
463	47	9	24,6	s	+ 3									499	53	2	9,3	s	+ 3	
464	53	26	16,7	s	—18		481	51	13	36,7	b	+ 5		500	39	5	22,5	s	+ 6	
465	55	24	34,1	l	— 7		482	56	3	30,8	g	+ 12								
							483	29	10	23,2	g	+ 2		501	39	8	40,3	s	+ 12	
466	37	12	41,2	l	+ 9		484	38	6	33,7	l	+ 11		502	52	23	22,7	s	—12	
467	52	18	17,6	s	— 9		485	52	28	22,5	m	— 7		503	41	10	12,2	s	— 4	

Da naturgemäß die Dauer der Arbeit vor Stein wesentlich mitbestimmend sein muß für die Entstehung der Erkrankung, müßten wir erwarten, von unten nach oben die Zeichen für gesund verschwinden und für krank auftreten zu sehen. Wenn dieser Übergang auch im Gebiet der Nasen mit schlechter Staubbindung nicht sehr gut zum Ausdruck kommt, so liegt das daran, daß wir junge, gesunde Leute, die für uns wenig interessant waren, im allgemeinen nicht untersucht haben. Unverkennbar ist bei der Abb. 15, daß, je weiter wir nach rechts, also in das Gebiet der Nasen mit guter Staubbindung gelangen, die Zeichen für gesund immer mehr zunehmen, die für krank abnehmen. Bei einem Arbeitsalter von mehr als etwa 15 Jahren finden wir eine ziemlich scharfe Grenze, die einem Staubbindungsvermögen von 40% entspricht. Arbeiter mit einem Staubbindungsvermögen unter 40% sind nahezu ausnahmslos erkrankt, während die Mehrzahl der Arbeiter mit Nasen, die mehr als 40% des Staubes binden, gesund geblieben ist. Bei kürzerer Arbeitsdauer rückt die Grenze mehr nach links, ist aber, je weiter wir nach links kommen, um so weniger scharf ausgeprägt, wahrscheinlich, weil, wie bereits erwähnt, zu wenig Gesunde untersucht wurden, die in dieses Gebiet hereinfallen.

Die Art der Darstellung in Abb. 15 hat den Nachteil, daß infolge der sehr verschieden starken Besetzung der einzelnen Gruppen, die sich durch die Einteilung nach dem Arbeitsalter und der Staubbindungsfähigkeit der Nasen ergeben, das Grundsätzliche weniger deutlich in die Erscheinung tritt, als das bei gleichmäßiger Verteilung der Fall sein würde.

Die Darstellung der Ergebnisse in Abb. 15 zeigt, daß unter gleichen Arbeitsbedingungen wesentlich zwei Momente für den Eintritt der Silicoseerkrankung maßgebend sind: Die Dauer der Arbeit im Staub und die Güte des Staubbindungsvermögens der Nase. Die Bedeutung des letzteren muß daher sehr viel klarer in die Erscheinung treten, wenn wir aus den untersuchten Bergleuten Gruppen annähernd gleicher Arbeitszeit bilden. Eine derartige Einteilung liegt der graphischen Darstellung der Abb. 16 zugrunde. Nach dem Arbeitsalter sind hier 5 Gruppen gebildet, die dem Arbeitsalter 0—5, 6—10, 11—15, 16—20 und über 20 Jahre entsprechen. Auf der Darstellung bedeutet jeder Strich einen der untersuchten Gesteinshauer. Die Länge des Striches zeigt jeweils die Güte des Staubbindungsvermögens seiner Nase. Je länger ein Strich

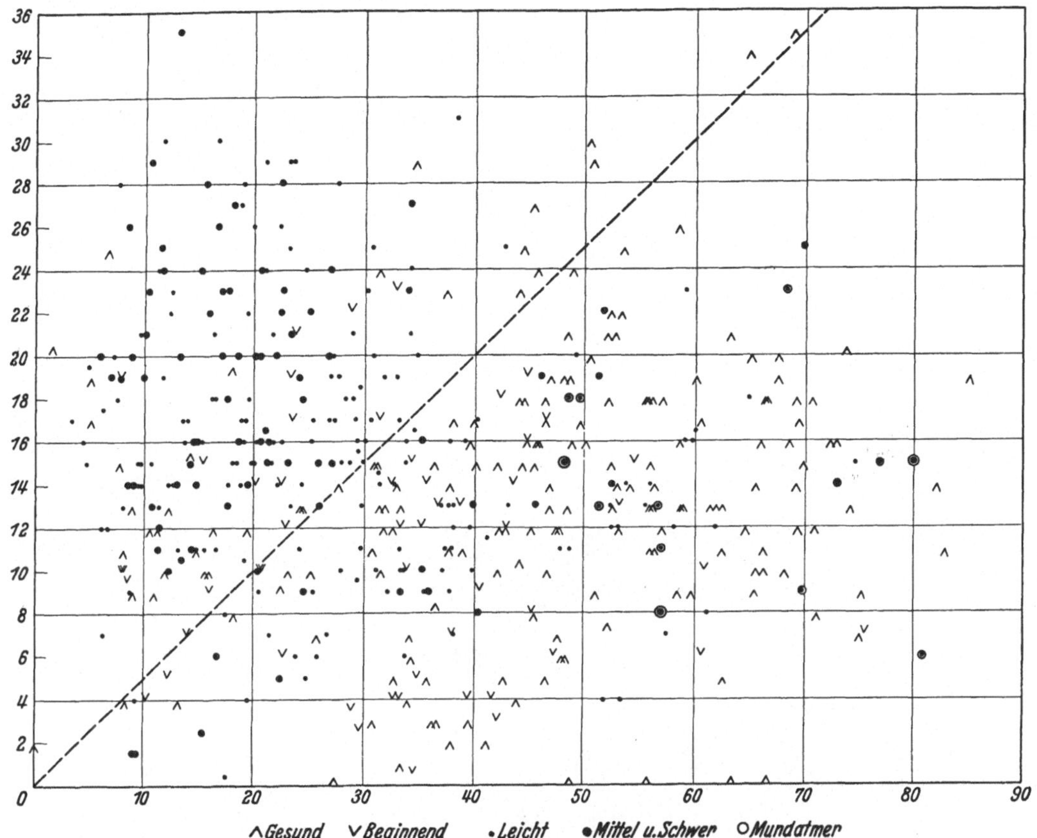

Abb. 15. Staubbindungsvermögen, Arbeitsalter und Silicoseerkrankung bei Ruhrbergleuten.

ist, um so besser ist demnach die Nase. Eine ausgezogene Linie bedeutet, daß der betreffende Mann gesund ist. Eine lang gestrichelte Linie bedeutet einen beginnenden, eine kurz gestrichelte einen leichten, eine punktierte einen mittleren oder schweren Staublungenfall. Ein kleiner Kreis am Fußpunkt der Linie bedeutet, daß der Mann Mundatmer ist.

Wir beginnen die Betrachtung zweckmäßig mit der höchsten Altersstufe, die ganz unten dargestellt ist. Unter den Bergleuten mit ausgesprochen schlechten Nasen sehen wir sehr viel punktierte Linien, d. h. mittlere oder schwere Staublungenfälle. Bei Nasen zwischen 25 und 40% nehmen die leichten Fälle zu, während ganz links sich die Gesteinshauer mit ausgesprochen guten Nasen befinden, von denen die überwiegende Mehrzahl keinerlei Krankheitserscheinungen aufweist. Wollte man eine Grenze für die Gefährdung angeben, so würde man diese etwa bei einem Staubbindungsvermögen von 40%, entsprechend der eingezeichneten Linie, zu ziehen haben. Die nächste Altersgruppe

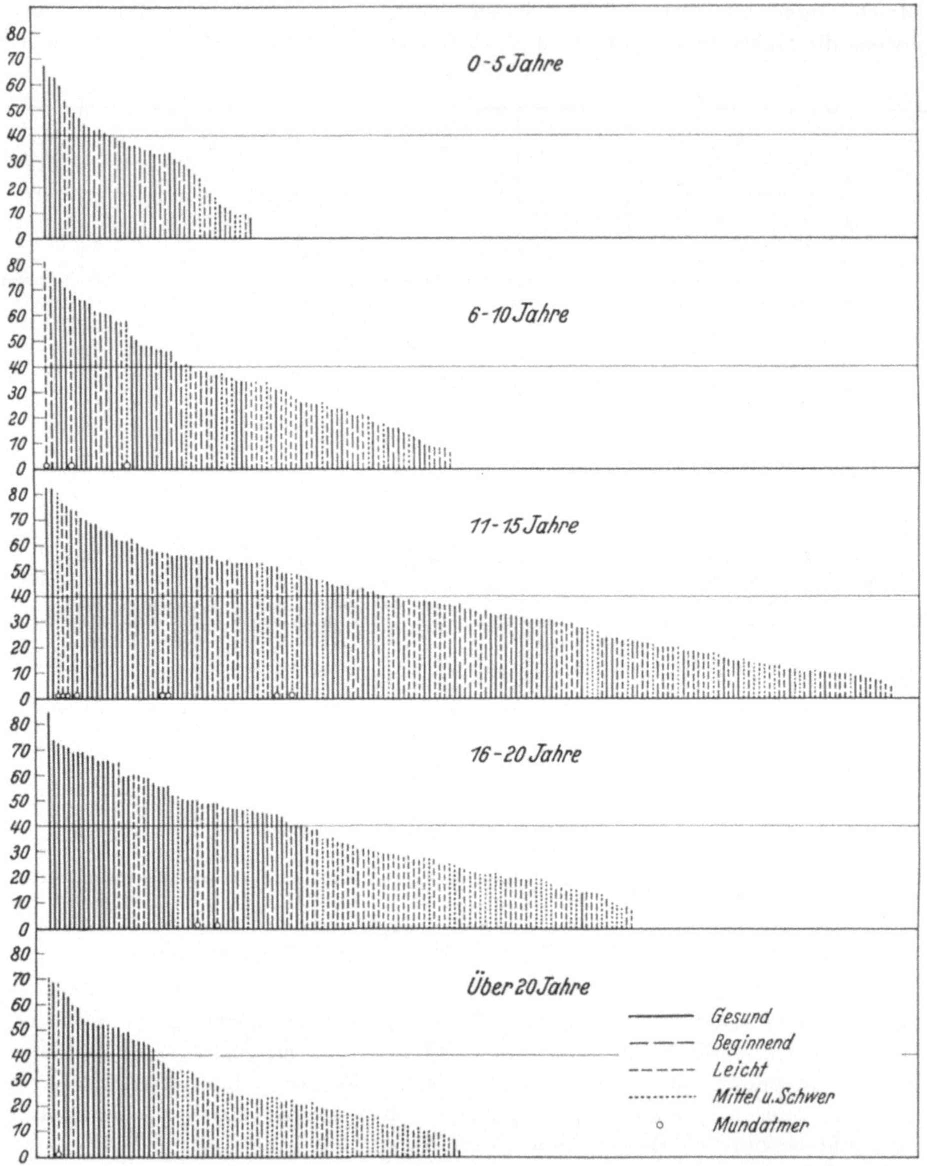

Abb. 16. Silicoseerkrankung und Staubbindungsvermögen in den einzelnen Altersklassen.

von 16—20 Jahren zeigt das gleiche Ergebnis fast noch deutlicher. Die mittleren und schweren Fälle entsprechen im wesentlichen Nasen mit einer Staubbindung unter 25%, zwischen 25 und 40% liegen in der Hauptsache die leichten Staublungen, über 40% die Mehrzahl der gesunden.

Je niedriger das Arbeitsalter ist, um so mehr müssen wir erwarten, die Grenze der Gefährdung nach unten rücken zu sehen. In der Altersgruppe 11—15 Jahre sehen wir zwar auch zwischen 0 und 25% die Mehrzahl der mittleren und schweren Fälle, zwischen 25 und 40% mehr leichte Fälle. Wir sehen aber hier bereits mehr beginnende und gesunde als bei gleicher Staubbindung in den älteren Gruppen. Die beginnenden Fälle häufen sich in typischer Weise zwischen 30 und 40%. Unter den Bergleuten mit ausgesprochen guten Nasen finden sich in dieser Altersgruppe verhältnismäßig viele Mundatmer, die naturgemäß erkrankt sind, da sie von ihrem guten Nasenfilter keinen Gebrauch machen. In der Altersklasse 6—10 Jahre nimmt die Zahl der mittleren und schweren Silicosen stark ab. Rechnen wir auch die beginnenden Fälle als krank, so würden wir auch hier die Grenzlinie für die Gefährdung noch nicht niedriger als 40% zu ziehen haben. Die Altersklasse 0—5 Jahre ist im ganzen sehr schwach vertreten. Sie zeigt einige leichte, mittlere und schwere Fälle bei ausgesprochen schlechten Nasen, zwischen 25 und 40% finden sich neben gesunden auffallend viel beginnende Staublungenfälle.

Die nachstehende Tabelle 8 enthält die Zahl der Fälle geordnet nach Diagnosen und innerhalb der so entstehenden Gruppen nach Altersklassen und wiederum nach der Güte der Nasen. Die in der Tabelle 6 als Mundatmer gekennzeichneten Leute sind bei dieser Zusammenstellung weggelassen. Ganz rechts (Stab 12) ist das durchschnittliche Staubbindungsvermögen der betreffenden Gruppe angegeben. In der ersten Abteilung „gesund" sehen wir, daß mit abnehmendem Arbeitsalter das durchschnittliche Staubbindungsvermögen nur wenig absinkt. Der Durchschnittswert aller beginnenden Fälle liegt charakteristischerweise nahe bei 30%, während die leichten und namentlich die mittleren bis schweren Fälle noch niedrigere Durchschnittswerte aufweisen. Die Berechnung des durchschnittlichen Staubbindungsvermögens als arithmetisches Mittel der einzelnen Gruppen gibt kein ganz richtiges Bild. In der Gruppe der Gesunden mit durchschnittlich guten Nasen beeinflussen die wenigen Fälle mit schlechten Nasen den Durchschnittswert ungewöhnlich stark, da entsprechende Streuwerte nach oben nicht vorhanden sein können. Das Umgekehrte findet bei den leichten und mittleren Fällen statt. Hier gibt es naturgemäß einige Streufälle mit ausgesprochen guten Nasen; es kommen aber keine Fälle vor, die von dem Mittel entsprechend weit nach unten abweichen, um diese zu kompensieren.

Ein richtigeres Bild als die Durchschnittszahlen gibt daher die in den Stäben 2—10 der Tabelle 8 wiedergegebene Verteilung der Gesteinshauer auf die einzelnen Stufen der Staubbindungsfähigkeit der Nase. Die oberen Zahlen bedeuten jeweils die Anzahl der aufgefundenen Fälle, die darunterstehenden Zahlen in Kursivschrift geben die prozentuale Verteilung der betreffenden Gruppe auf die einzelnen Stufen der Staubbindungsfähigkeit an. Bei den über 20 Jahre arbeitenden Gesunden sehen wir die größte Anzahl der Fälle zwischen 40 und 60% Staubbindung; ebenso in der Stufe 16—20 Jahre. In der Stufe 11—15 Jahre rückt das Maximum bereits deutlich herunter. Die Gesunden mit einem Arbeitsalter von 6—10 Jahren verteilen sich annähernd gleichmäßig auf das Bereich von 10—70% Staubbindungsfähigkeit. Ähnlich verhalten sich die ganz Jungen.

Tabelle 8.

1	0—10	10—20	20—30	30—40	40—50	50—60	60—70	70—80	80—90	Summe der Fälle	D
	Jahre										
	2	3	4	5	6	7	8	9	10	11	12
Gesund.											
Über 20 Jahre	2 *9*	— —	1 *5*	2 *9*	6 *27*	8 *36*	3 *14*	— —	— —	22	45,4 ± 3,6
16—20	2 *5*	1 *2*	1 *2*	2 *5*	12 *29*	8 *19*	11 *26*	4 *10*	1 *2*	42	52,9 ± 2,7
11—15	3 *4*	6 *9*	3 *4*	13 *19*	13 *19*	15 *22*	10 *15*	2 *3*	2 *3*	67	44,8 ± 2,3
6—10	1 *3*	5 *16*	4 *13*	4 *13*	6 *19*	4 *13*	4 *13*	3 *10*	— —	31	41,9 ± 3,7
0— 5	2 *9*	1 *4*	1 *4*	9 *41*	5 *23*	1 *5*	3 *14*	— —	— —	22	38,0 ± 1,15
Beginnend.											
Über 20 Jahre	— —	— —	3 *75*	1 *25*	— —	— —	— —	— —	— —	4	27,2 ± 2,06
16—20	1 *14*	— —	1 *14*	1 *14*	4 *57*	— —	— —	— —	— —	7	34,4 ± 1,74
11—15	— —	1 *7*	3 *20*	7 *47*	2 *13*	2 *13*	— —	— —	— —	15	34,7 ± 2,92
6—10	3 *19*	2 *12*	3 *19*	2 *12*	3 *19*	— —	2 *12*	1 *6*	— —	16	32,5 ± 1,67
0— 5	— —	2 *18*	2 *18*	5 *45*	2 *18*	— —	— —	— —	— —	11	30,8 ± 1,02
Leicht.											
Über 20 Jahre	3 *10*	10 *33*	10 *33*	5 *17*	1 *3*	1 *3*	— —	— —	— —	30	23,1 ± 2,59
16—20	7 *13*	11 *21*	16 *31*	12 *23*	2 *4*	3 *6*	1 *2*	— —	— —	25	26,5 ± 2,02
11—15	9 *15*	16 *27*	10 *17*	12 *20*	4 *7*	7 *12*	1 *2*	— —	— —	59	27,7 ± 2,06
6—10	2 *9*	1 *4*	8 *35*	10 *43*	— —	1 *4*	1 *4*	— —	— —	23	30,6 ± 2,63
0— 5	1 *17*	2 *34*	1 *17*	— —	— —	2 *34*	— —	— —	— —	6	29,4 ± 7,64
Mittel und schwer.											
Über 20 Jahre	2 *8*	12 *46*	8 *31*	2 *8*	— —	1 *4*	1 *4*	— —	— —	26	21,8 ± 2,66
16—20	5 *21*	7 *29*	9 *37*	1 *4*	1 *4*	1 *4*	— —	— —	— —	24	20,3 ± 2,20
11—15	2 *10*	10 *50*	5 *25*	1 *5*	1 *5*	1 *5*	— —	— —	— —	20	21,0 ± 2,75
6—10	— —	2 *22*	2 *22*	3 *33*	1 *11*	1 *11*	— —	— —	— —	9	24,3 ± 3,04
0— 5	2 *50*	1 *25*	1 *25*	— —	— —	— —	— —	— —	— —	4	14,1 ± 3,15

Die „beginnenden Fälle" liegen in allen Altersstufen in der Mehrzahl zwischen 20 und 40%. Bei den „leichten" Silicosen finden wir eine deutliche Verschiebung des Häufigkeitsmaximums in Richtung auf die Nasen mit schlechtem Staubbindungsvermögen. Das Maximum liegt in allen Altersklassen etwa bei einem Staubbindungsvermögen von 20—30%. Bei den mittleren und schweren Fällen rückt das Maximum noch weiter nach links und befindet sich meist zwischen 10 und 20%. Eine Ausnahme hiervon bildet die Altersgruppe 6 bis 10 Jahre. Jedoch dürfte diese Abweichung nur auf die geringe Besetzung dieser Gruppe, die eine statistische Auswertung unmöglich macht, zurückzuführen sein.

Betrachten wir die prozentuale Verteilung in ihrem Verhalten zu dem Staubbindungsvermögen von 40%, das sich als wichtiger Grenzwert erwiesen hat, so sehen wir, daß von den Gesunden der beiden höchsten Altersklassen 77 bzw. 86% darüberliegen, von den Leichtkranken der gleichen Altersstufe dagegen nur 6 bzw. 12%, von den Mittel- und Schwerkranken in beiden Gruppen nur 8%. Von den Gesunden der 3 jüngeren Altersstufen liegen unter einer Staubbindung von 40%:36 bzw. 45 und 58%, worin zum Ausdruck kommt, daß wir uns, je kürzer die Arbeitsdauer ist, um so mehr der Normalverteilung der Staubbindungsfähigkeit nähern. Von den „Beginnenden" dagegen liegen in den 3 jüngeren Altersstufen unter 40%: 74, 62 und 82%, von den „Leichten" bereits 79, 91 und 68, von den „Mittleren und Schweren" dieser Altersgruppe aber sogar 80, 77 und 100%.

Die verschiedenen Darstellungen der Abb. 16 und der Tabelle 8 haben uns zu der Auffassung geführt, daß — gleiche Arbeitsbedingungen vorausgesetzt — die Staubbindungsfähigkeit der Nase neben dem Arbeitsalter als ein wesentlicher Faktor für die Entstehung der Silicoseerkrankung angesehen werden muß. Betrachten wir die Fälle, die in ausgesprochenem Widerspruch zu dieser Ansicht stehen, so müssen wir feststellen, daß sie im Vergleich zu den mit dieser Ansicht übereinstimmenden Fällen sehr wenig zahlreich sind. Wir müssen uns darüber klar sein, daß die vorausgesetzte Gleichmäßigkeit der Arbeitsbedingungen doch nur in ganz großen Zügen vorhanden ist, und wir müssen uns ferner darüber klar sein, daß die Erfassung der an sich wenig zahlreichen Mundatmer niemals mit voller Exaktheit möglich ist. Insbesondere gibt es sicher Personen, die nur gelegentlich, d. h. bei besonders schwerer Arbeit, einmal durch den Mund atmen. Derartige gelegentliche Mundatmer sind naturgemäß mehr gefährdet als reine Nasenatmer mit guter Nase, ohne aber den Gefährdungsgrad der dauernden Mundatmer oder der Personen mit schlechten Nasen zu erreichen.

Wenn sich unter den Arbeitern gelegentlich Personen befinden, die trotz schlechter Nase nicht erkrankt sind oder leichter erkrankt sind als ihre gleichaltrigen Kameraden, so ist unter Umständen auch daran zu denken, daß ihre Nase erst seit verhältnismäßig kurzer Zeit schlecht geworden ist. Es ist durchaus denkbar, daß das Staubbindungsvermögen der Nase sich z. B. im Anschluß an Katarrhe oder andere Erkrankungen verschlechtern kann, wie es andererseits sehr unwahrscheinlich ist, daß schlechte Nasen wieder ein besseres Staubbindungsvermögen zurückerlangen. Wenn auch sicher die Möglichkeit einer Verschlechterung der Staubbindungsfähigkeit im Laufe mehrerer Jahre besteht, so müssen wir doch aus unserem Material den Schluß ziehen, daß ein solcher Prozeß nur recht selten eintritt, sonst müßte die Zahl der trotz schlechter Nase und langer Arbeitszeit Gesunden größer sein, als sie tatsächlich ist. Die Untersuchungen an Ruhrbergleuten bestätigen demnach den früher (S. 20) wiedergegebenen Befund, daß eine regelmäßige Abnahme der Staubbindung mit dem Lebensalter nicht eintritt.

Betrachten wir die beschriebenen Fehlermöglichkeiten, die sich leider nicht schärfer erfassen lassen, so können hierdurch die wenigen, unserer Ansicht zuwiderlaufenden Fälle als genügend geklärt gelten.

b) Der Index der Gefährdung.

Geht man von der Vorstellung aus, daß die Menge des in die Lunge eingedrungenen Staubes bestimmend ist für das Auftreten silikotischer Veränderungen, so muß die Gefahr, daß es zu einer Silicoseerkrankung kommt, umgekehrt proportional dem Staubbindungsvermögen der Nase wachsen. Es muß demnach möglich sein, auf Abb. 15 eine gerade Linie durch den Nullpunkt des Koordinatensystems so zu legen, daß sie eine Grenze bildet zwischen den gesunden und kranken Fällen. Rein gefühlsmäßig würde man eine solche Linie etwa durch den Schnittpunkt der Ordinate: 40% mit der Horizontalen: 20 Arbeitsjahre legen. Es erübrigt sich, zu betonen, daß eine derartige Grenzlinie natürlich niemals dem Einzelfall gerecht wird, sondern nur in erster Annäherung das durchschnittliche Verhalten wiedergeben kann. Die erwähnte Linie würde der Gleichung:

$$\frac{N}{2} - A = 0$$

entsprechen, wenn wir mit N das Staubbindungsvermögen der Nase, mit A das Arbeitsalter bezeichnen. Dem Verlauf der Grenzlinie entsprechend können wir in dem Ausdruck $\frac{N}{2} - A$ einen Index erblicken für den Grad der Gefährdung, eine Silicose zu bekommen. Ist, auf den Einzelfall angewendet, der „Gefährdungsindex" $\frac{N}{2} - A$ gleich 0, so ist wahrscheinlich, daß der betreffende Mann bereits eine beginnende Silicose aufweist, da er auf der Grenze steht zwischen gesund und krank. Ist der Index stark positiv, so ist mit Wahrscheinlichkeit anzunehmen, daß der betreffende Mann gesund ist. Die leicht Silicosekranken müssen im allgemeinen Werten entsprechen, die wenig negativ sind. Je größer die Negativität des Index ist, um so wahrscheinlicher ist eine Erkrankung.

Wir haben den Gefährdungsindex in der beschriebenen Weise für die in Tabelle 7 aufgezählten 503 Bergleute berechnet und Durchschnittswerte für die einzelnen Stadien der Erkrankung ermittelt. Wir fanden für die Gesunden einen Mittelwert von + 9,01 ± 0,75. Für die beginnenden Fälle ergab sich ein Indexwert von + 5,22 ± 1,30, für die leichten ein solcher von — 1,69 ± 0,78, für die mittleren und schweren schließlich ein Indexwert von — 6,88 ± 0,99. Infolge der großen Zahl der Fälle, die der Berechnung zugrunde liegen, erscheinen die mittleren Fehler recht klein, so daß sich die Bereiche des einfachen mittleren Fehlers nicht, die des 3fachen nur wenig überschneiden.

Mathematisch läßt sich die Bedeutung des Gefährdungsindex durch den Grad der Korrelation mit der Krankheitsdiagnose zum Ausdruck bringen. Teilen wir das gesamte Material einmal nach den verschiedenen Diagnosen in 5 Gruppen, andererseits jede dieser Gruppen nach den Indexzahlen in Untergruppen, so läßt sich nach dem in der Variationsstatistik üblichen Verfahren die Korrelation berechnen. Dabei bedeutet eine Korrelation $r = + 1$ eine volle Proportionalität in jedem einzelnen Falle, $r = \pm 0 + 0$ ein völliges Fehlen jeder Beziehung. Eine Korrelation von $r = + 0,8$ bedeutet bereits eine recht enge Beziehung, wie sie z. B. zwischen der Körpergröße und dem Lebensalter bei Kindern besteht. Entspricht der positive Wert des einen einem negativen Wert des anderen Merkmals, so wird r negativ. $r = - 1$ bedeutet strenge umgekehrte Proportionalität.

Eine positive Korrelation zwischen dem Arbeitsalter und der Schwere der Erkrankung ist selbstverständlich. Die Bedeutung des Staubbindungsvermögens der Nase ist dann nachgewiesen, wenn die Korrelation zwischen der Schwere der Erkrankung und dem Gefährdungsindex enger ist als zwischen der Schwere der Erkrankung und dem Arbeitsalter. Unser Material ergibt für die Korrelation zwischen Arbeitsalter und Schwere der Erkrankung einen Wert von nur $r = + 0,184$, für die Korrelation zwischen Index und Schwere der Erkrankung einen wesentlich höheren Wert $r = - 0,524$. Die Korrelation zwischen Arbeitsalter und Schwere der Erkrankung ist bei unserem Material auffallend gering. Der Grund dafür liegt darin, daß zum Nachweis der Richtigkeit unserer Ansicht besonders viele alte Gesunde und junge Kranke zur Untersuchung kamen. Die Korrelation entspricht also nicht dem allgemeinen Durchschnitt und dürfte für diesen wesentlich höher liegen. Da aber in den Index der Gefährdung das Arbeitsalter eingeht, so würde in diesem Falle auch die Korrelation zwischen Index und Schwere der Erkrankung größer sein. Kennzeichnend sind demnach nicht die absoluten Korrelationszahlen, sondern nur die Verbesserung durch Mitberücksichtigung des Staubbindungsvermögens im Index.

Um Mißverständnissen vorzubeugen, sei nochmals darauf hingewiesen, daß der Index natürlich niemals mehr sein kann als ein Ausdruck für den Grad der Gefährdung. Er sagt uns etwas aus über den Krankheitszustand, der wahrscheinlich anzutreffen sein wird, aber nichts über den tatsächlichen Befund. Seine Berechnung kann niemals als Ersatz für eine klinische- oder röntgenologische Untersuchung dienen. Sie ermöglicht es aber, mit einer gewissen Wahrscheinlichkeit eine Prognose zu stellen.

c) Untersuchungen an Mansfelder Bergleuten.

Die Tragweite der im Ruhrbergbau erhobenen Befunde ließ es wünschenswert erscheinen, systematische Massenuntersuchungen auch an anderer Stelle durchzuführen, um hierdurch festzustellen, ob die an Gesteinshauern im Ruhrgebiet erhobenen Befunde für silicosegefährdete Bergleute allgemeine Gültigkeit haben, oder ob besondere lokale Verhältnisse irgendwelcher Art bei dem Zustandekommen der Ergebnisse eine Rolle gespielt haben. Es mußte hierzu ein Revier gewählt werden, in dem sowohl die geologisch-mineralogischen Verhältnisse, als auch die Arbeitsbedingungen von den im Ruhrgebiet gegebenen möglichst verschieden sind. Wir folgten daher gerne der Anregung der Knappschafts-Berufsgenossenschaft, eine Untersuchungsreihe im Mansfelder Bergbau-Revier durchzuführen.

Die bergbaulichen Verhältnisse im Mansfelder Revier sind von denen des Ruhrgebietes in vieler Beziehung verschieden. Im Ruhrgebiet unterscheidet man zwischen Kohlenhauern und Gesteinshauern und betrachtet im allgemeinen nur die letzteren als silicosegefährdet. Bei der geringen Mächtigkeit des Kupferschieferflözes im Mansfelder Gebiet kann man den Abbau nicht auf das Flöz selbst beschränken, es werden vielmehr die hangenden kieselsäureärmeren, kalkigen Schichten mit hereingewonnen, so daß die Abbauhöhe, von dem nicht angegriffenen Liegenden aus gemessen, 0,80—1,00 m beträgt. Dagegen wird beim Streckenvortrieb das Hangende und das Liegende angegriffen. Die Arbeit im Liegenden gilt wegen des höheren Kieselsäuregehaltes für gefährlicher. Man ist daher schon seit längerer Zeit dazu übergegangen, beim Streckenvortrieb ausschließlich naß zu bohren, wodurch die Staubbildung stark vermindert wird. In den niedrigen Streben ist aus verschiedenen Gründen, insbesondere wegen der Belästigung durch das Wasser, die Naßbohrung nicht möglich; jedoch enthält der Staub, der, wie erwähnt, nur aus dem Hangenden stammt, keine freie Kieselsäure, sondern ist kalkiger Natur. Die Arbeit im Streb erfolgt im Sitzen oder in einer knienden Stellung, während sie beim Streckenvortrieb je nach der Lage des anzubringenden Bohrloches verschieden ist. Staubschutzmasken werden im allgemeinen nicht getragen. Nicht unwichtig für die Beurteilung der Arbeit der von uns untersuchten älteren Bergleute ist, daß die Strebhöhe in ihrer Jugend noch wesentlich niedriger war und die Arbeit vorwiegend im Liegen verrichtet wurde, so daß sie in Gefahr gerieten, größere Staubmengen von der Sohle einzuatmen. Das traf insbesondere auf die Treckerjungen zu, die auf Händen und Knien rutschend die niedrigen Strebräderhunte durch den Streb selbst und die sog. „Fahrt", die ebenfalls nur Abbauhöhe hatte, zogen. Die Förderung im Abbau ist heute weitgehend mechanisiert.

Da es sich unter den heutigen Verhältnissen wohl kaum mit Sicherheit sagen läßt, ob die Arbeit im Streb, wo viel, aber verhältnismäßig harmloser Staub vorhanden ist, oder die Arbeit im Streckenvortrieb, wo wenig, aber vielleicht gefährlicherer Staub vorkommt, die größere Silicosegefährdung bedeutet, da ferner die meisten Bergleute die Art ihrer Tätigkeit gewechselt haben, so verzichteten wir darauf, Unterschiede zwischen den einzelnen Kategorien von Bergleuten zu machen und legten der Beurteilung lediglich die Zahl der unter Tage verbrachten Arbeitsjahre zugrunde.

Da es bekannt war, daß im Mansfelder Revier silikotische Veränderungen der Lunge kaum jemals vor dem 10. Arbeitsjahre das Stadium „leicht" erreichen, so waren Bergleute mit weniger als 10 Arbeitsjahren für uns ohne Interesse. Mit wenigen Ausnahmen untersuchten wir nur Bergleute mit mehr als 15 Arbeitsjahren. Wenn schlecht filternde Nasen zu einer schnellen Entwicklung von silikotischen Veränderungen disponieren, so mußten unter den berufsgenossenschaftlich als schwer staublungenkrank anerkannten Rentenempfängern insbesondere solche sein, deren Nasen nur wenig Staub zurückzuhalten vermögen. Wir untersuchten daher als erste Gruppe als schwer staublungenkrank anerkannte Fälle, bei denen genaue röntgenologische Untersuchungen bereits vorgenommen worden waren. Es bestand weiter die Notwendigkeit, bei den Untersuchungen Leute zu erfassen, die trotz langer Arbeitszeit im Staub nicht krank geworden sind, da bei diesen Leuten besonders gut filternde Nasen zu erwarten waren. Es wurden daher als zweite Gruppe aktive Bergleute mit möglichst langer Arbeitszeit untersucht. Besonders wertvoll waren uns hierbei

Tabelle 9.

Nr.	A	AA	N	D	I	Bem.	Nr.	A	AA	N	D	I	Bem.	Nr	A	AA	N	D	I	Bem.
1	59	36	36,1	m	—17		51	32	14	55,9	b	+14		101	42	23	34,7	b	— 6	
2	48	26	34,5	m	— 9		52	30	15	32,1	b	+ 1		102	37	20	10,6	b	—15	
3	60	42	7,1	s	—38		53	28	14	10,3	g	— 1		103	31	17	9,0	l	—12	
4	58	30	9,8	s	—25		54	32	18	38,8	l	+ 1		104	37	21	21,0	b	—10	
5	48	27	31,4	m	—11		55	33	19	70,4	b	+16		105	46	28	11,7	l	—22	
6	44	21	33,6	s	— 4		56	30	16	6,7	b	—13		106	40	15	10,4	l	— 9	
7	45	28	67,5	s	+ 6		57	65	29	66,0	m	+ 4	M	107	35	19	20,6	b	— 9	
8	63	28	28,3	s	—14		58	34	18	29,9	b	— 3		108	39	20	19,5	l	—10	
9	58	30	48,5	m	— 6		59	42	13	21,6	b	— 2		109	37	23	16,4	b	—15	
10	51	23	60,3	l	+ 7		60	29	9	70,2	g	+26		110	43	26	16,9	l	—14	
11	61	41	15,4	s	—33		61	28	14	76,5	g	+24		111	34	18	43,3	b	+ 4	
12	61	35	26,4	s	—22		62	33	7	5,5	g	— 4		112	32	17	7,7	l	—13	
13	63	40	64,9	s	— 8	M	63	29	15	72,7	b	+21		113	35	21	19,8	l	—11	
14	50	36	71,1	g	+ 1		64	39	19	41,8	b	+ 2		114	36	22	11,2	b	—16	
15	52	32	54,5	m	— 5		65	37	23	32,6	l	— 7		115	50	35	54,3	b	— 8	
16	58	38	54,7	s	—10		66	31	12	49,2	g	+13		116	42	25	17,5	s	—16	
17	52	33	15,6	s	—25		67	35	13	61,3	b	+19		117	32	18	24,3	b	— 6	
18	50	34	35,6	m	—14		68	33	19	71,7	g	+17		118	42	26	15,4	m	—18	
19	44	25	51,6	s	+ 1		69	33	14	48,5	b	+10		119	31	17	40,3	b	+ 3	
20	39	10	53,2	g	+ 7		70	35	20	63,9	b	+12		120	35	16	17,0	b	— 7	
21	36	11	59,1	b	+19		71	28	11	43,4	g	+11		121	48	25	68,8	b	+ 9	
22	39	10	31,9	b	+ 6		72	27	7	60,6	g	+23		122	35	19	36,1	b	— 1	
23	35	14	26,9	b	— 1		73	28	34	36,0	s	—16		123	32	17	57,3	g	+11	
24	35	10	28,1	b	+ 3		74	35	12	61,3	g	+19		124	50	34	50,0	l	— 9	
25	46	29	22,9	l	—18		75	73	43	73,1	l	— 6		125	38	21	12,6	l	—15	
26	37	14	46,5	b	+ 8		76	58	39	20,2	s	—29		126	26	10	26,4	g	+ 3	
27	53	39	37,9	l	—20		77	58	39	20,7	s	—29		127	34	19	24,6	l	— 7	
28	44	23	32,1	l	— 7		78	56	35	50,4	m	—10		128	44	27	21,6	g	—16	
29	52	33	66,2	l	± 0		79	32	10	81,3	b	+31		129	47	33	8,8	l	—25	
30	50	33	19,7	l	—13		80	56	35	23,4	s	—23		130	41	17	12,3	l	—12	
31	45	13	24,2	g	— 1		81	37	20	14,5	b	—13		131	35	21	41,5	b	± 0	
32	54	38	13,8	s	—31		82	60	34	7,0	m	—31		132	35	21	12,0	l	—15	
33	52	30	17,7	s	—21		83	57	36	56,8	m	— 8		133	40	15	37,7	g	+ 4	
34	53	34	27,5	s	—20		84	32	12	30,9	l	+ 3	M	134	44	27	63,4	b	+ 5	
35	53	26	24,9	s	—14		85	59	31	8,8	s	—27		135	43	27	45,2	l	— 6	
36	53	36	16,4	s	—28		86	29	14	45,3	g	+ 9		136	33	18	35,3	b	+ 1	
37	53	24	19,1	s	—24		87	59	37	22,2	s	—26		137	37	13	5,8	b	—10	
38	69	42	46,2	s	—19		88	58	33	10,2	s	—28		138	52	27	29,8	b	—12	
39	53	32	32,6	s	—16		89	59	40	15,9	s	—32		139	56	36	31,8	l	—20	
40	52	33	30,0	s	—18		90	57	40	38,5	s	—21		140	44	20	24,6	b	— 8	
41	52	28	61,9	s	+ 3	M	91	56	36	10,7	s	—31		141	49	25	32,2	l	— 9	
42	50	28	53,9	s	— 1		92	49	28	48,0	s	— 4		142	36	22	33,8	l	— 5	
43	52	25	21,7	s	—14		93	53	17	14,2	l	—10		143	33	18	20,7	b	— 8	
44	34	20	51,1	g	+ 6		94	59	38	31,5	s	—22		144	44	27	51,3	b	— 1	
45	38	19	46,7	g	+ 4		95	59	39	30,1	s	—24		145	41	22	14,9	l	—15	
46	33	18	24,0	g	— 6		96	42	27	15,2	b	—19		146	48	29	37,3	l	—10	
47	35	20	8,9	b	—15		97	45	31	45,7	m	— 8		147	37	15	17,5	b	— 6	
48	37	21	46,5	g	+ 2		98	52	26	18,9	m	—17		148	41	21	54,5	l	+ 6	
49	43	30	44,5	b	— 8		99	59	37	31,5	s	—21		149	38	22	28,5	b	— 7	
50	38	21	47,4	l	+ 3		100	36	20	13,9	l	—13		150	50	33	35,5	l	—15	

Tabelle 9 (Fortsetzung).

Nr.	A	AA	N	D	I	Bem.	Nr.	A	AA	N	D	I	Bem.	Nr.	A	AA	N	D	I	Bem.
151	46	28	60,9	b	+ 2		179	50	29	64,5	l	+ 3		206	51	26	36,8	l	+ 8	
152	40	21	46,5	l	+ 2	M	180	49	30	39,8	l	—10		207	37	20	54,5	g	+ 7	
153	33	20	43,2	b	+ 2									208	52	34	49,2	l	— 9	
154	51	35	43,6	g	—13		181	45	29	36,6	b	—11		209	47	31	49,9	b	— 5	
155	48	30	13,7	l	—23		182	51	33	46,1	b	—10		210	54	13	67,8	b	+21	
							183	53	39	65,3	l	— 6								
156	36	19	37,4	b	± 0		184	45	30	65,6	b	+ 3		211	51	25	34,9	b	— 8	
157	32	17	25,3	l	— 4		185	53	37	67,3	b	— 4		212	53	34	71,4	l	+ 2	
158	47	33	44,4	l	—11									213	54	37	39,0	l	—18	
159	56	34	57,8	l	— 5		186	51	30	72,2	b	+ 6		214	54	34	82,8	b	+ 7	
160	49	32	52,1	g	— 6		187	51	34	71,2	l	+ 2		215	55	37	78,1	l	+ 2	
							188	52	30	49,1	b	— 5								
161	35	19	36,1	b	— 1		189	52	31	84,4	l	+13		216	50	30	74,2	l	+ 7	
162	35	20	59,7	l	+10	M	190	37	21	87,4	g	+33		217	55	36	7,6	l	—28	
163	36	14	48,9	b	+10									218	51	36	10,3	l	—31	
164	60	37	47,7	l	—13		191	62	39	78,3	l	± 0		219	52	37	75,5	m	+ 1	
165	51	32	45,3	b	— 9		192	47	30	28,7	b	—16		220	52	34	51,0	l	— 9	
							193	58	38	79,7	l	— 2								
166	57	17	53,2	g	+10		194	36	22	66,3	b	+11		221	50	32	49,6	b	— 7	
167	39	21	20,2	b	—11		195	65	31	38,8	l	—10		222	52	32	63,1	b	± 0	
168	42	23	30,9	l	— 8									223	49	31	52,2	b	— 5	
169	50	31	14,8	m	—24		196	48	19	72,4	b	+15		224	49	28	78,4	b	+11	
170	45	25	53,3	l	+ 2		197	49	28	76,5	b	+10		225	51	17	64,2	l	+15	
							198	49	27	63,0	l	+ 4								
171	43	23	3,2	l	—21		199	50	28	51,2	b	— 3		226	50	33	71,5	b	+ 3	
172	38	15	23,4	g	— 3		200	52	33	35,4	b	—15		227	49	34	74,9	b	+ 3	
173	32	18	9,3	l	—13									228	55	35	68,5	l	— 1	
174	40	23	63,3	b	+ 9		201	37	17	54,3	g	± 0		229	34	12	23,7	g	+ 1	
175	39	14	52,0	b	+12		202	49	30	38,6	b	—11		230	52	37	71,9	l	— 1	
							203	46	19	6,0	b	—16								
176	48	30	69,4	l	+ 5		204	51	32	52,9	b	— 6		231	53	29	80,0	l	+11	M
177	48	32	70,4	b	+ 3		205	52	3	24,0	g	+ 6								
178	50	33	45,5	l	—10															

wieder die ältesten Leute, die, jetzt meist als Kläuber arbeitend, zum Teil auf eine 35jährige, ja sogar 40jährige Arbeitszeit unter Tage zurückblicken. Da von diesen Leuten ebensowenig wie von den noch als Hauer arbeitenden Bergleuten Röntgenaufnahmen vorlagen, so mußten von ihnen Röntgenaufnahmen gemacht werden, um sie nach dem Grade der angetroffenen silikotischen Veränderungen einreihen zu können. Die röntgenologische Untersuchung erfolgte im Krankenhaus „Bergmannswohl" in Schkeuditz. Neben den auf diese Weise erfaßten Bergleuten wurde eine Anzahl von Bergleuten untersucht, die zufällig als Patienten im Knappschaftskrankenhaus in Eisleben lagen und solche, von denen aus irgendeinem Grunde eine röntgenologische Lungenaufnahme bereits vorlag.

In der vorstehenden Tabelle 9 sind die Meßergebnisse, so wie sie in chronologischer Reihenfolge entstanden sind, eingetragen. Dabei bedeutet jede der laufenden Nummern einen der untersuchten Bergleute. A bedeutet das Lebensalter, AA das Arbeitsalter, N die Staubbindungsfähigkeit der Nase, D die auf Grund des Röntgenbildes gestellte Diagnose, wobei die Zeichen s, m, l, b und g die Stadien der Erkrankung schwer, mittel, leicht, beginnend und gesund kennzeichnen. Es folgt dann unter I der Gefährdungsindex, der ebenso wie früher berechnet ist. Unter Bemerkung ist vermerkt, wenn ein Bergmann ausgesprochener Mundatmer (M) ist. Große Bedeutung kommt dieser auf Angabe der Leute selbst beruhenden Kennzeichnung nach unseren Erfahrungen allerdings nicht zu.

Ein Überblick über die Ergebnisse läßt sich aus der graphischen Darstellung der Abb. 17 gewinnen. Wie bei der entsprechenden Abb. 15 (S. 39) ist als Ordinate die Zahl der Arbeitsjahre eingetragen, während die Abszisse von dem Staubbindungsvermögen der Nase gebildet wird. Auf den ersten Blick fällt auf, daß die große Masse der Schwerstaublungenkranken, die durch große Punkte dargestellt sind, sich in einem ungefähr dreieckigen, links oben liegenden Feld anordnen. Die Schwerstaublungenkranken sind also einmal Arbeiter mit langer Arbeitszeit (im allgemeinen mehr als 25 Jahre), und sind andererseits solche mit niedrigem Staubbindungsvermögen. Bei über 40% Filterung

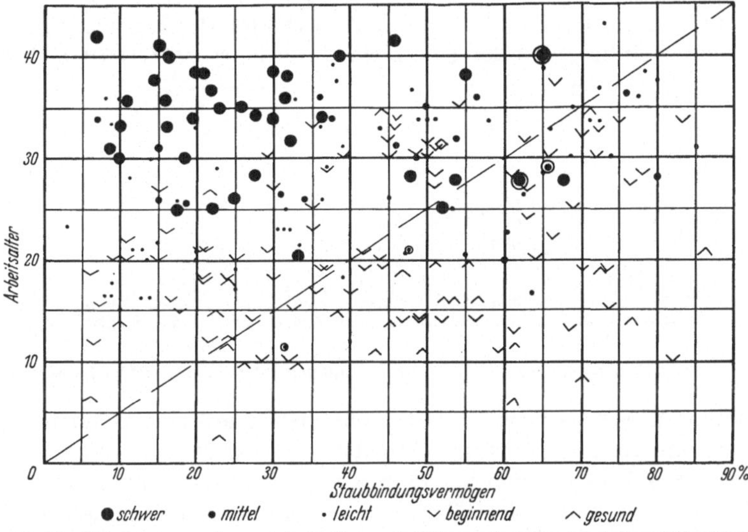

Abb. 17. Staubbindungsvermögen, Arbeitsalter und Silicoseerkrankung bei Mansfelder Bergleuten.

finden wir nur noch ganz vereinzelt Schwerstaublungenkranke, von denen sich ein Teil noch dazu selbst als Mundatmer bezeichnet hat. Die nicht sehr zahlreichen mittelschweren Staublungenkranken liegen ungefähr in einem Streifen, der unterhalb des Dreiecks, das von den Schwerstaublungenkranken gebildet wird, von links unten nach rechts oben verläuft. Es folgt dann wiederum von links unten nach rechts oben die große Masse der leichten Staublungenfälle, während schließlich die gesunden und beginnenden in einem rechtwinkeligen Dreieck liegen, dessen Hypothenuse von links unten nach rechts oben verläuft. Wichtig ist, daß in der rechten oberen Ecke der Figur, d. h. also bei den Leuten mit einem Staubbindungsvermögen von ungefähr 70% und einem Arbeitsalter von etwa 35 Jahren neben leichten Staublungenfällen noch beginnende oder sogar gesunde Leute vorhanden sind. Leute, die also offenbar durch das gute Staubbindungsvermögen ihrer Nase vor dem Schicksal einer schweren Staublunge geschützt worden sind, das ihre Arbeitskameraden gleichen Arbeitsalters aber mit schlecht filternder Nase getroffen hat.

In Abb. 18 sind nur diejenigen Bergleute aufgenommen, die ein Arbeitsalter von mehr als 25 Jahren haben. Jeder der senkrechten Striche bedeutet hier einen der untersuchten Bergleute, das Filterungsvermögen der Nase ist durch die Länge des Striches, der Krankheitszustand durch die Art der Strichelung zum Ausdruck gebracht. Die Ordnung nach der Güte des Staubbindungsvermögens der Nase läßt erkennen, daß die Schwerstaublungenkranken, abgesehen von nur wenigen Ausnahmen, von denen ein Teil sicher Mundatmer ist, auf die Bergleute mit einem Staubbindungsvermögen unter 35% beschränkt bleibt. Betrachten wir den linken Teil der graphischen Darstellung, so fällt auf, daß auch von den Bergleuten mit einer gut filternden Nase ein großer Teil bereits das Stadium „leicht" erreicht hat, während der Rest meist nur bis zu dem Stadium „beginnend" gekommen ist. Es steht das in einem gewissen Gegensatz zu dem früher mitgeteilten Ergebnis an den Bergleuten aus dem Ruhrgebiet, wo wir auch bei den ältesten Bergleuten, sofern sie besonders gute Nasen hatten, noch häufiger vollständig unveränderte Lungen fanden. Es ist nicht wahrscheinlich, daß der Unterschied auf einer größeren Gefährlichkeit

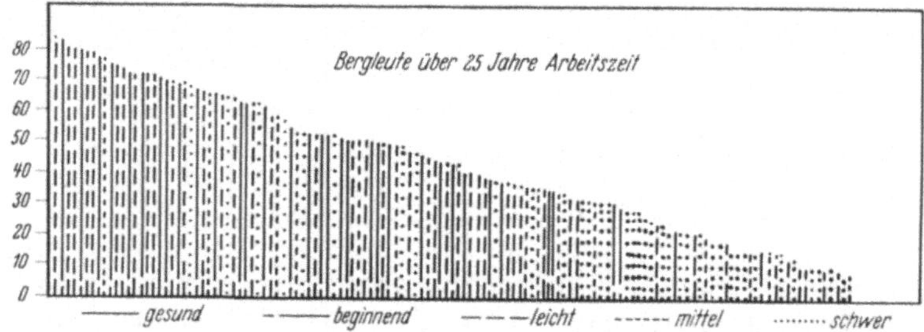

Abb. 18. Staubbindungsvermögen und Silicoseerkrankung bei alten Mansfelder Bergleuten.

des Staubes im Mansfelder Revier zu beziehen ist. Die Ursache dürfte vielmehr in der durchschnittlich viel längeren Arbeitszeit liegen. Während bei den Ruhrbergleuten eine Arbeitszeit von 20 Jahren vor Stein schon als sehr lange gilt, fanden wir bei den Mansfelder Bergleuten Arbeitszeiten von 30, 40 Jahren und darüber. Diese Arbeitszeit ist offenbar lang genug, um auch bei guten Nasenfiltern in vielen Fällen das Stadium „leicht" sich entwickeln zu lassen. Eine praktische Bedeutung für die Betreffenden hat der röntgenologische Befund einer leichten Silicose in diesem hohen Lebensalter kaum, da subjektive Beschwerden im allgemeinen nicht bestehen und die Gefahr eines Fortschreitens bei so langsamer Entstehung und in so hohem Lebensalter nicht mehr groß ist.

In der nachstehenden Tabelle 10 ist unter Weglassung der Bergleute mit weniger als 15 Arbeitsjahren das gesamte Material in zwei Teile geteilt, entsprechend einer Arbeitszeit von 15—25 Jahren und mehr als 25 Jahren. Zunächst ist angegeben, wieviel Bergleute auf die einzelnen Stufen des Staubbindungsvermögens der Nase entfallen. In den weiteren Stäben ist diese Zahl aufgeteilt auf die einzelnen Diagnosen und darunter in Kursivschrift angegeben, wieviel Prozent der Bergleute jeweils auf die einzelnen Diagnosen entfallen. Die Genauigkeit dieser Prozentzahlen leidet zwar darunter, daß bei dieser weitgehenden Aufteilung die absoluten Zahlen, aus denen sie berechnet sind, recht klein werden. Sie geben aber doch ein charakteristisches Bild der Verteilung. Da die Diagnose „mittelschwere" Staublunge offenbar relativ selten gestellt wird, liegen die Zahlen dieses Stabes im allgemeinen niedrig. Abgesehen hiervon finden wir bei der Stufe Staubbindungsvermögen 0—20%, 50% aller Untersuchten unter der Diagnose „schwer", während die Zahlen nach rechts hin kleiner werden. Bei der Stufe 20—40 rückt der Gipfel bereits etwas nach rechts, die rechtsstehenden Prozentzahlen wachsen langsam an. Bei der Stufe 40—60 liegt der Gipfel bereits zwischen „leicht" und „beginnend", während nur noch 16% schwere Staublungen haben. Bei der Stufe über 60 sind nur noch 9% „schwer", dagegen 48% „leicht" und 39% „beginnend". Auch die Altersstufe 15—25 Arbeitsjahre zeigt ein charakteristisches Verhalten. „Schwere" und „mittlere" Staublungen fehlen fast völlig. Bei dem Staubbindungsvermögen 0—20, also den schlechten Nasen, sehen wir schon 60% „leichte", 40% „beginnende" Staublungen und 0% Gesunde. Bei der Stufe über 40% nur 22% „leichte", 44% „beginnende" und 33% Gesunde.

Auch aus dieser Darstellung geht wieder einwandfrei hervor, daß für die Entstehung der Staublunge neben dem Arbeitsalter in allererster Linie das Staubbindungsvermögen der Nase maßgebend ist. Hiermit sind die im Ruhrgebiet erhobenen Befunde grundsätzlich auch für den Mansfelder Bergbau bestätigt. Ein gewisser Unterschied zwischen den in beiden Revieren erhobenen Befunden ergibt sich einmal durch das bereits erwähnte größere Arbeitsalter der Mansfelder Bergleute, andererseits dadurch, daß das Auftreten der Staublunge bei den Mansfelder Bergleuten im Durchschnitt etwas später zu liegen scheint als im Ruhrgebiet. Diese an sich nicht neue Feststellung ist aus einem Vergleich der Abb. 15 mit der Abb. 17 unschwer zu erkennen. Bei diesem Vergleich muß allerdings berücksichtigt werden, daß bei den Ruhrbergleuten nur die Arbeitsjahre vor Stein gezählt wurden, während die Arbeitsjahre vor Kohle unberücksichtigt blieben. Würde man die Arbeitsjahre vor Kohle bei den Gesteinshauern des Ruhrgebietes mit hinzurechnen, so würde der Unterschied zwischen den beiden Revieren wesentlich kleiner werden.

In Abb. 17 ist wieder eine schräge Linie eingezeichnet, welche der Gleichung

$$\frac{N}{2} - A = 0$$

entspricht, wobei N die Staubbindungsfähigkeit der Nase, A das Arbeitsalter bedeutet. Aus der Abb. 17 geht hervor, daß die schräge Linie auch hier annähernd die Grenze zwischen gesund und krank darstellt. Jedoch fällt gegenüber den Ergebnissen aus dem Ruhrgebiet wieder auf, daß die Zahl der beginnenden Fälle, die über der Linie liegt, hier größer ist als dort. Das ist wiederum ein Ausdruck dafür, daß im allgemeinen die Gefährdung im Mansfelder Bergbau geringer ist als bei den Gesteinshauern des Ruhrgebietes, oder,

Tabelle 10.

Staubbindungsvermögen der Nase %	Zahl der untersuchten Bergleute	Diagnose				
		s	m	l	b	g
Arbeitszeit über 25 Jahre.						
0—20	26	13 *50%*	4 *15%*	8 *31%*	1 *4%*	— —
20—40	37	16 *43%*	4 *11%*	10 *27%*	6 *16%*	1 *3%*
40—60	32	5 *16%*	5 *16%*	9 *28%*	11 *34%*	2 *6%*
60	35	3 *9%*	2 *6%*	16 *48%*	13 *39%*	1 *3%*
Arbeitszeit 15—25 Jahre.						
0—20	20	—	—	12 *60%*	8 *40%*	—
20—40	22	1 *5%*	—	7 *32%*	13 *59%*	1 *5%*
40	27	—	—	6 *22%*	12 *44%*	9 *33%*

was dasselbe ist, daß die Erkrankung im allgemeinen hier später auftritt als dort. Für sämtliche im Mansfelder Revier untersuchten Fälle haben wir den Gefährdungsindex berechnet. Die Werte sind in der Tabelle 9 eingetragen. In Tabelle 11 sind für die einzelnen Diagnosen die durchschnittlichen Indices berechnet.

Die durchschnittlichen Indexzahlen für die Mansfelder Bergleute sinken von + 6,2 für die Gesunden auf — 19,6 für die Schwerkranken. Die beginnenden haben einen Index von — 0,9, worin ein Zeichen dafür zu erblicken ist, daß die in Abb. 17 eingezeichnete schräge Linie dem durchschnittlichen Beginn des Auftretens silikotischer Veränderungen recht genau entspricht. Ein Vergleich mit den Indexzahlen, die im Ruhrgebiet gewonnen worden sind (Tabelle 7), zeigt, daß alle Indices im Mansfelder Revier niedriger liegen als im Ruhrgebiet. Die

Tabelle 11.

	Ruhrgebiet		Mansfeld	
	Index	Mittlerer Fehler	Index	Mittlerer Fehler
Gesund. . .	+9,01	±0,75	+ 6,2	±1,65
Beginnend .	+5,22	±1,30	— 0,9	±1,06
Leicht . . .	—1,69	±0,78	— 6,9	±0,90
Mittel . . .	} —6,88	±0,99	—11,5	±2,25
Schwer . . .			—19,6	±1,53

Differenz ist der mathematische Ausdruck für die geringere Gefährdung im Mansfelder Revier bei gleicher Arbeitsdauer.

Die Möglichkeit zur Kontrolle des von uns gewählten Index ergibt sich wieder aus der korrelativen Betrachtung. Berechnen wir für sämtliche untersuchten Bergleute die Korrelation zwischen der Schwere der Erkrankung und dem Index, so ergibt sich ein Wert von $r = — 0,70$, während zwischen Arbeitsalter und Schwere der Erkrankung nur eine Korrelation von $r = + 0,42$ besteht. Der Unterschied zwischen den beiden Korrelationskoeffizienten ist wiederum der Ausdruck dafür, wieweit die gleichzeitige Betrachtung von Arbeitsalter und Staubbindungsfähigkeit der Nase für die Voraussage des Auftretens von Silicose der ausschließlichen Berücksichtigung des Arbeitsalters überlegen ist.

Wie erwähnt, wurde von allen von uns untersuchten Mansfelder Bergleuten eine rhinologische Untersuchung vorgenommen (Dr. JANSEN). Diese hatte vor allem den Zweck, festzustellen, ob zwischen dem rhinologischen Befund und dem Staubbindungsvermögen eine Parallele besteht. Eine klare Abhängigkeit war nicht erkennbar. Insbesondere hatten weder die als „weit" bezeichneten Nasen immer ein schlechtes Staubbindungsvermögen, noch die als „eng" bezeichneten immer ein gutes. Wir vermuten auf Grund dieses Ergebnisses, das bereits früher erhobene Befunde bestätigt, daß maßgebend für das Staubbindungsvermögen Strömungsverhältnisse und Wirbelbildungen namentlich der hinteren Teile der Nase sind, die — jedenfalls vorläufig — rhinologisch nicht erkannt werden können.

Im gleichen Bergbaugebiet, wahrscheinlich zum Teil sogar an den von uns untersuchten Bergleuten, machte ERIKA GEISLER Untersuchungen über die konstitutionelle Disposition für die Erlangung einer schweren Staublunge. Ihr Ergebnis, daß eine Beziehung zwischen rhinologisch erkennbaren Erkrankungen der Nase und der Staublungenerkrankung nicht besteht, deckt sich mit unseren Befunden. Interessant ist, daß sie eine besondere Beziehung zwischen Konstitutionstyp und Staublungenhäufigkeit nicht findet, wohl aber liegt nach ihren Erhebungen ein deutliches familienweise verschiedenes Verhalten dem kieselsäurehaltigen Staub gegenüber vor, das sich auf der einen Seite in einer gleichmäßigen Anfälligkeit und auf der anderen Seite in einer übereinstimmenden Widerstandsfähigkeit bei gleicher Gefährdung äußert. Worin diese offenbar erbliche Disposition besteht, wird nicht völlig geklärt. GEISLER denkt an eine individuell verschiedengradige Bereitschaft zu fibröser Lungenveränderung durch kieselsäurehaltigen Staub.

GEISLER stellt die Bedeutung eines solchen dispositionellen Faktors gegenüber dem Staubbindungsvermögen der Nase, dessen Bedeutung allerdings keineswegs geleugnet wird, in den Vordergrund, weil bei ihren Erhebungen eine besondere Häufigkeit von schweren Staublungen bei Mundatmern sich nicht gezeigt hat. Daß unter den schweren Staublungenkranken die Mundatmer besonders stark dominieren, ist jedoch a priori nicht zu erwarten, da es ja eben sehr viele Nasen mit schlechter Staubbindung gibt. Zu erwarten wäre also höchstens, daß es unter den nach langer Arbeitszeit Gesunden keine Mundatmer gibt. Fälle, die mit Sicherheit als Ausnahmen von dieser Regel zu betrachten wären, sind aus der GEISLERschen Tabelle nicht zu erkennen. Schließlich muß immer wieder betont werden, daß die Feststellung der Mundatmung und insbesondere der gelegentlichen Mundatmung, — GEISLER gibt verhältnismäßig viele Mundatmer und noch mehr Personen mit wechselndem Verhalten an, — oft große Schwierigkeiten macht. Die Antwort, die man bei einer Befragung erhält, hängt leider nur allzu sehr von der Art der Befragung und von der oft sehr schwer erkennbaren Einstellung der Leute zu einer solchen Befragung ab. Als sichere Mundatmer kann man eigentnur die bezeichnen, bei denen man sich durch eigenen Augenschein davon überzeugt hat, daß sie, wenn sie abgelenkt sind und sich unbeobachtet fühlen, tatsächlich durch den Mund atmen.

d) Untersuchungen an Arbeitern in Fabriken feuerfester Steine.

Unter den verschiedenen Sorten feuerfester Steine gibt es einige, die sich durch besonders hohen Kieselsäuregehalt auszeichnen. Eine besonders siliciumreiche Art feuerfester Steine, die bei der Stahlgewinnung für die Auskleidung von Öfen für die Ablaufrinne des flüssigen Eisens und ähnliche Zwecke Verwendung findet, wird als „Silicastein" bezeichnet. Das Ausgangsmaterial für die Herstellung dieser Steine ist Quarzit, dessen Kieselsäuregehalt meist über 90 % liegt. Der Quarzit wird in Kollergängen gemahlen, nachdem er vorher durch Brecher zerkleinert ist. Bei diesem Zermahlen ist eine beträchtliche Staubbildung unvermeidlich. Das entstandene Mehl wird angefeuchtet, mit einigen Zuschlägen versehen, zu Steinen geformt, getrocknet und schließlich gebrannt. Wenn auch eine Staubbildung hauptsächlich bei dem Mahlprozeß auftritt, so sind doch alle Arbeiter eines derartigen Betriebes mehr oder weniger gefährdet, da die räumliche Trennung zwischen den einzelnen Abteilungen nicht streng genug ist, um ein Eindringen des feinsten Staubes zu verhindern.

Aus einem derartigen Werk (1) untersuchten wir 16 Arbeiter, aus einem anderen Werk (2) die gesamte Belegschaft von 173 Mann. In diesem Werk 2 wurden neben Silicasteinen auch Schamottesteine hergestellt, wobei zwar ebenfalls sehr viel Staub entsteht, jedoch ist dieser Staub infolge seines geringeren Kieselsäuregehaltes als weniger gefährlich anzusehen. Diese Verhältnisse im

Werk 2 brachten es mit sich, daß der Grad der Gefährdung der einzelnen Arbeiter sehr verschieden war. Als besonders gefährdet müssen die Arbeiter am Kollergang bezeichnet werden und wahrscheinlich auch die an den Öfen, da beim Herausnehmen der gebrannten Silicasteine feinster Staub entsteht. Unter den untersuchten Arbeitern sind aber bestimmt einige, die nur in ganz geringem

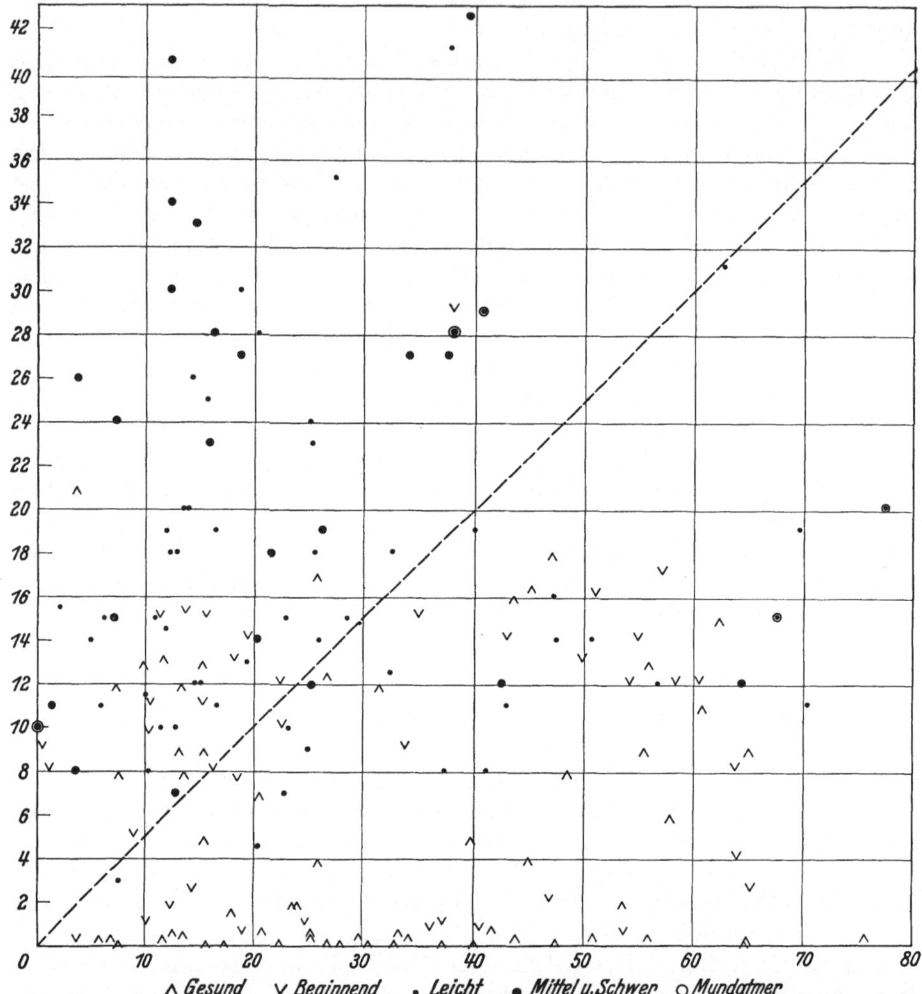

Abb. 19. Staubbindungsvermögen, Arbeitsalter und Silicoseerkrankung bei Arbeitern in Silicabetrieben.

Maße oder überhaupt nicht gefährdet sind. Wir dürfen daher nicht erwarten, unter diesen Arbeitern so relativ gleichartige Verhältnisse anzutreffen wie unter den Bergleuten. Da die Arbeiter der Silicasteinfabriken durch eine regelmäßige Untersuchung noch nicht erfaßt waren, mußte die Nasenuntersuchung mit einer röntgenologischen Untersuchung parallel gehen.

Wir beschränken uns auf eine gekürzte Wiedergabe der Befunde in den Abb. 19 und 20. In Abb. 19 sind die Ergebnisse ebenso dargestellt wie in Abb. 15 und 17 die Ergebnisse bei Bergleuten. Wir sehen, daß sich unter den Arbeitern

eine große Anzahl von Leuten befindet, die erst weniger als 2 Jahre in dem Staubbetriebe arbeiten. Die Untersuchung dieser Leute hatte praktisch die Bedeutung einer Eignungsuntersuchung für die Arbeit in dem Silicasteinbetrieb.
Wir haben sie in die Abb. 19 aufgenommen, obwohl die Befunde bei diesen
Leuten noch nichts darüber aussagen können, ob zwischen dem Staubbindungsvermögen und der Staublunge eine Beziehung besteht. Sie geben jedoch ein
Bild darüber, wie sich das Staubbindungsvermögen bei gesunden jungen Männern
verhält und wieviel Prozent aller Menschen für die Arbeit in derartigen

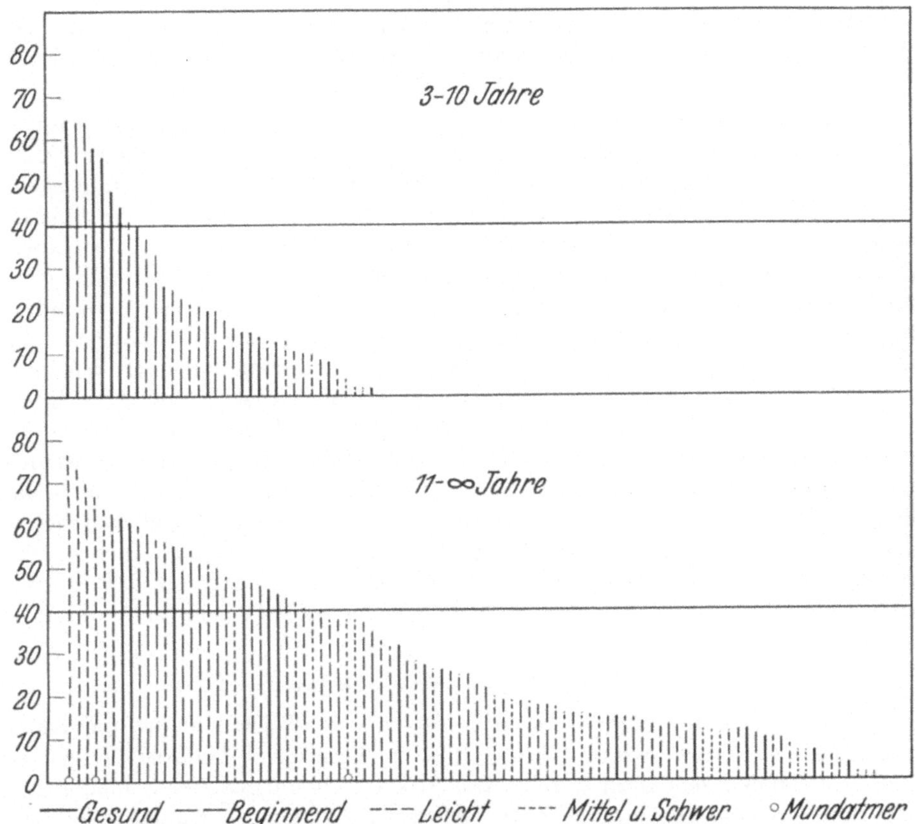

Abb. 20. Staubbindungsvermögen und Silicoseerkrankung bei Silicaarbeitern nach Altersgruppen getrennt.

Betrieben ungeeignet sind. Als ungeeignet kann man dabei alle Personen an-
sehen, deren Nasen ein Staubbindungsvermögen unter 40% haben. In Abb. 19
ist wieder die schräge Linie eingetragen, welche der Gleichung

$$\frac{N}{2} - A = 0$$

entspricht. Wir sehen, daß diese Grenzlinie auch hier eine gewisse Bedeutung
hat. Wenn auch einerseits unverkennbar ist, daß die Zahl der Gesunden, die
über der Linie liegt, hier relativ größer ist als bei den früher besprochenen
Arbeiterkategorien, so findet sich andererseits aber auch eine Anzahl von
Kranken, die unter die Linie fallen.

In Abb. 20 sind nur diejenigen Arbeiter aufgenommen, die mehr als 2 Jahre in der Fabrik gearbeitet haben. Die Art der Darstellung entspricht der Abb. 16. Der obere Teil der Abbildung enthält die Arbeiter, die 3—10 Jahre in der Fabrik gearbeitet haben. Die Arbeiter mit guten Nasen sind gesund oder haben höchstens eine beginnende Staublunge. Unter den Arbeitern mit schlechten Nasen finden wir leichte und mittlere Staublungen neben gesunden und beginnenden Fällen. Alle Arbeiter, die 11 und mehr Jahre in Silicabetrieben tätig waren, finden sich in der unteren Hälfte der Abbildung. Wir sehen auch hier bei den schlechten Nasen noch gelegentlich Gesunde. Es sind das wahrscheinlich Arbeiter, die an sehr wenig gefährdeten Punkten tätig waren. Bei den Arbeitern mit guten Nasen fällt es auf, daß unter ihnen verhältnismäßig wenig Gesunde, aber sehr viel „beginnende" Fälle sind.

Bei der Beurteilung dieser Befunde ist nicht zu vergessen, daß die Diagnose „beginnende Staublunge" auf Grund des Röntgenbildes mit einer sehr großen Unsicherheit behaftet ist. Es handelt sich sehr oft um Bilder, die man gelegentlich auch bei Menschen sieht, die niemals mit Kieselsäurestaub in Verbindung gekommen sind. Immerhin ist es gut denkbar, daß dieser Zustand der Lunge, den wir als beginnende Staublunge bezeichnen, besonders dann entsteht, wenn über lange Zeit nur kleine Staubmengen in die Lungen gelangen. In Silicabetrieben genügt demnach auch eine gute Nase nicht, um die Lunge vor Erscheinungen leichtester Art zu bewahren. Es sei bemerkt, daß nach den klinischen Erfahrungen derartige, nach langer Arbeitszeit auftretende leichteste Erscheinungen meist nicht oder nur sehr langsam fortschreiten, so daß praktisch kaum die Gefahr besteht, daß es noch zu schwereren Bildern kommt. Die Arbeiter, die trotz guter Nasen leichtere oder mittlere Silicose haben, sind hauptsächlich solche, die am Kollergang gearbeitet haben oder aber Arbeiter, deren Aufgabe darin besteht, die fertiggebrannten Steine aus dem Ofen herauszunehmen. An diesen Stellen ist offenbar die Gefährdung so groß, daß es unter Umständen trotz guter Nase zu ausgesprochenen silikotischen Veränderungen kommen kann.

e) Untersuchungen an Schleifern.

Mit Unterstützung der Berufsgenossenschaft für Maschinenbau- und Kleineisenindustrie führten wir im Jahre 1934 in Remscheid Untersuchungen an Naß- und Trockenschleifern durch. Die Arbeitsbedingungen der Schleifer sind von denen der bisher besprochenen Arbeiterkategorien so grundsätzlich verschieden, daß einige Bemerkungen vorausgeschickt werden müssen. Bei dem jetzt allgemein gebräuchlichen Verfahren des Naßschleifens entsteht während des normalen Schleifbetriebes so gut wie keine sichtbare Staubwolke. Das zu schleifende Material wird mit Hilfe einer einfachen Hebelvorrichtung an den rotierenden Schleifstein, dessen Durchmesser zunächst 2 m oder mehr beträgt, angepreßt. Der Arbeiter nimmt dabei eine Stellung ein, die ihn zwingt, die Luft dicht über der Schleifstelle einzuatmen.

Eigenartigerweise findet man gerade bei Naßschleifern besonders schwere Fälle von Staublungen und sieht diese nach besonders kurzer Arbeitszeit auftreten (LOCHTKEMPER). Dieser Befund hat zu der Annahme geführt, daß gerade beim Naßschleifen sehr feine Staubpartikelchen, die von einer Wasserhülle umgeben sind, abgeschleudert werden, und daß der feuchte Staub als ganz besonders gefährlich angesehen werden muß. Eine wesentliche Rolle für die Entstehung der Staublunge dürfte auch das sog. „Anritzen" der Steine spielen. Der neue Schleifstein muß, ehe er zum Schleifen verwendet werden kann, zunächst selbst rund und glatt geschliffen werden. Bei diesem Prozeß, der wiederholt werden muß, sobald die Oberfläche des Steines gelitten hat, entstehen große Staubmengen. Um die Gefährdung der Gefolgschaft durch diese Vorbereitungsarbeiten an den Steinen möglichst herabzusetzen, werden diese Arbeiten jetzt stets am Ende der eigentlichen Arbeitszeit durchgeführt. Durch das Eingreifen der Berufsgenossenschaft haben sich die hygienischen Verhältnisse in den Schleifereien, die meist Kleinbetriebe sind, im Laufe der letzten Jahre wesentlich gebessert. Da aber diese Maßnahmen in den einzelnen Betrieben annähernd gleichmäßig zur Durchführung kamen, so konnten wir für die Schleifer eine verhältnismäßig weitgehende Konstanz der Arbeitsbedingungen annehmen und durften daher erwarten, hier gleichmäßigere Verhältnisse zu finden als z. B. bei den Arbeitern in Silicasteinfabriken.

Tabelle 12.

Nr.	Alter Jahre	Arbeits-alter	Staub-bindung %	Er-krankung	Index	Bemer-kungen	Nr.	Alter Jahre	Arbeits-alter	Staub-bindung %	Er-krankung	Index	Bemer-kungen
1	55	27	15,8	schwer 100%	—19		11	60	42	5,5	schwer 50%	—39	
2	53	26	9,8	schwer 30%	—21		13	60	39	0,0	schwer 50%	—39	
3	65	47	59,4	schwer 40%	—17	Mund-atmer	14	57	36	28,0	schwer 30%	—22	
4	62	31	22,0	schwer 50%	—20		15	44	19	17,9	schwer 60%	—10	+ Tbc.
5	64	42	11,7	schwer 60%	—36		16	63	40	10,8	schwer 40%	—35	
6	65	48	59,0	schwer 40%	—18		17	49	29	19,0	schwer 70%	—19	+ Tbc.
7	63	45	11,9	schwer 60%	—39		18	46	25	23,3	schwer 60%	—13	
9	62	44	4,6	schwer 60%	—42		19	68	55	23,6	schwer 50%	—43	
10	52	28	17,6	schwer 40%	—19		20	51	21	13,7	schwer 80%	—14	

Unsere Versuchsreihe an Schleifern umfaßt 3 Gruppen von Personen. Die Gruppe 1 enthält 20 alte Schleifer, bei denen auf Grund eines berufsgenossenschaftlichen Rentenverfahrens das Vorhandensein einer schweren Staublunge anerkannt war. In Tabelle 12 sind die Messungen an 18 Schleifern wiedergegeben. Bei 2 Schleifern war es nicht möglich, brauchbare Messungen auszuführen, da sie infolge ihrer fortgeschrittenen Silicose derart an Atemnot litten, daß sie den Atem nicht, wie es für die Messung erforderlich ist, einige Sekunden anhalten konnten. In der Tabelle ist jeweils auch angegeben, wie hoch die Erwerbsbeschränkung infolge der Staublunge eingeschätzt worden ist. Die übrigen Stäbe entsprechen denen der früheren Tabellen.

Wir sehen, daß die Mehrzahl dieser an schwerer Staublunge erkrankten Schleifer ausgesprochen schlechte Nasen haben. Eine Ausnahme bildet neben dem Mundatmer Nr. 3 nur Nr. 6. Dieser jedoch blickt auf eine 48jährige Tätigkeit als Schleifer zurück.

Ganz allgemein finden wir, daß die Schleifer sehr viel länger arbeiten als die Ruhrbergleute. Allein hierdurch wird natürlich die Wahrscheinlichkeit, daß eine schwere Silicose entsteht, wesentlich größer, und der Einfluß der Arbeitsdauer muß bei einer Übersicht über die Erkrankungen stärker in die Erscheinung treten als bei den Bergleuten.

Die Fälle der Gruppe 2 sind in Tabelle 13 aufgeführt. Diese Gruppe enthält Fälle, die seitens der Berufsgenossenschaft nicht als schwer anerkannt waren. Es handelt sich demzufolge meist um leichte oder mittlere Silicose.

Neben ausgesprochen schlechten Nasen finden wir hier auch mittlere, allerdings bei sehr langen Arbeitszeiten. Auffallend ist, daß der einzige Mann (Nr. 7), der trotz 26jähriger Arbeitszeit nur in die Gruppe „beginnend" gehört, eine Staubbindung von 56% aufweist.

Tabelle 13.

Nr.	Alter Jahre	Arbeits- alter	Staub- bindung %	Erkrankung	Index	Bemer- kungen	Nr.	Alter Jahre	Arbeits- alter	Staub- bindung %	Erkrankung	Index	Bemer- kungen
1	61	37	9,7	leicht	—32		6	39	14	3,5	leicht	—12	+ Tbc.
2	45	19	5,7	mittel	—16		7	60	26	56,0	beginnend	+ 2	
3	52	32	47,1	leicht	— 8		8	50	36	6,9	mittel	—33	
4	42	20	18,9	mittel	—11		9	34	16	7,0	„	—12	
5	43	24	32,6	„	— 8		10	35	19	0,4	„	—19	

Um den Nachweis zu führen, daß die Erkrankungswahrscheinlichkeit neben dem Arbeitsalter durch das Staubbindungsvermögen der Nase gegeben ist, war es notwendig, neben erkrankten Arbeitern auch solche zu untersuchen, die trotz langjähriger Arbeitszeit gesund geblieben sind. Da die Schleifer nicht, wie die Gesteinshauer, regelmäßig röntgenologisch untersucht werden, so war es uns unmöglich, von vornherein alte gesunde Leute auszuwählen. Wir mußten daher den Weg gehen, als dritte Gruppe angeblich gesunde, d. h. solche, die sich in keiner Weise krank fühlten und voll arbeitsfähig waren, röntgenologisch zu untersuchen, in der Hoffnung, unter ihnen möglichst viele, auch röntgenologisch gesunde zu finden. Die röntgenologischen Untersuchungen und die Stellung der Diagnosen wurden freundlicherweise von Herrn Dr. BERGERHOFF, Remscheid übernommen.

Die 24 Schleifer der Gruppe 3 sind in Tabelle 14 aufgeführt. Der Stab „Erkrankung" zeigt, daß sich unter diesen 24 angeblich gesunden Leuten nur zwei befanden, bei denen mit Sicherheit das Bestehen auch der leichtesten silikotischen Veränderung ausgeschlossen werden konnte. Nur weitere 4 konnten als beginnende Silicosen angesehen werden, während alle übrigen 18 leichte, mittlere oder sogar schwere Staublungen aufwiesen. Wenn auch die Zahl dieser untersuchten Leute zu gering ist, um hieraus statistische Schlüsse auf die Häufigkeit der Silicose bei Schleifern zu ziehen, so zeigen diese Zahlen doch, daß die Schleiferlunge eine ganz außerordentlich große Verbreitung hat. Ein Überblick über die Werte des Staubbindungsvermögens zeigt allerdings, daß wir — wahrscheinlich zufällig — nur sehr wenige Leute mit guter Staubbindung erfaßt hatten. Als Stütze unserer Ansicht können wesentlich Nr. 6 und 11 dienen. Die übrigen gesunden und beginnenden Fälle haben mittlere oder schlechte Nasen, aber eine verhältnismäßig kurze Arbeitszeit. Die weiteren Fälle haben schlechte Nasen und sind entsprechend erkrankt. Eine Ausnahme bildet Nr. 7, der trotz guter Nase erkrankt ist.

Tabelle 14.

Nr.	Alter Jahre	Arbeits-alter	Staub-bindung %	Erkrankung	Index	Bemer-kungen	Nr.	Alter Jahre	Arbeits-alter	Staub-bindung %	Erkrankung	Index	Bemer-kungen
1	36	19	28,0	schwer	— 5		13	27	6	4,2	leicht	— 4	
2	55	10	7,2	mittel	— 6		14	30	7	4,6	,,	— 5	
3	31	10	38,4	leicht	+ 9		15	30	14	64,7 ?	mittel	(?)	
4	36	20	33,7	mittel	— 3								
5	57	36	28,7	leicht	—22		16	34	12	11,3	leicht	— 6	
							17	43	22	10,7	,,	—17	
6	49	29	73,9	beginnend	+ 8		18	36	16	5,0	,,	—13	
7	44	26	59,6	mittel	+ 4		19	24	5	8,3	,,	— 1	
8	40	25	58,4 ?	schwer	(?)		20	58	11	26,0	,,	+ 2	
9	33	19	12,4	leicht	— 3								
10	26	11	21,1	beginnend	± 0		21	50	30	12,6	leicht	—24	
							22	30	4	17,1	,,	+ 5	
11	37	11	52,0	beginnend	+15		23	31	16	9,9	beginnend	—11	
12	24	10	22,6	keine	+ 1		24	32	17	24,0	keine	— 5	

Die Fälle Nr. 8 und Nr. 15 können auf falsche Messungen zurückzuführen sein, da sich bei ihnen neben den in der Tabelle gegebenen Werten auch niedrigere fanden. Eine Nachprüfung war aus äußeren Gründen leider nicht möglich.

Unabhängig von uns hat BERGERHOFF mit unserer Methode weitere Untersuchungen an Schleifern vorgenommen. Er hat seine Ergebnisse zusammen mit den unserigen in dem in Abb. 21 wiedergegebenen Diagramm niedergelegt. In dem Diagramm sind die von uns stammenden Fälle durch Umranden hervorgehoben. Das Diagramm ist ebenfalls so zu lesen wie die früheren Abbildungen.

BERGERHOFF untersuchte im ganzen 60 Schleifer und kommt auf Grund seiner Untersuchung zu der Feststellung, daß die Ergebnisse so auffallend mit den unserigen übereinstimmen, daß an Zufälligkeit nicht geglaubt werden kann.

Die Abb. 21 zeigt, daß auch für die Schleifer die Grenze zwischen gesund und krank ungefähr durch dieselbe Linie, welche der Formel $\frac{N}{2} - A = 0$ entspricht, gekennzeichnet werden kann. War bei der Beurteilung allein auf Grund der von uns untersuchten Fälle infolge des Mangels an gesunden Arbeitern und infolge des verhältnismäßig kleinen Materials die Beziehung noch nicht so klar, so ist sie durch die Hinzufügung der Fälle von BERGERHOFF sehr viel deutlicher geworden.

Da uns von den von uns untersuchten Schleifern Röntgenaufnahmen zur Verfügung standen, konnten wir gemeinsam mit Herrn Dr. BERGERHOFF den Versuch machen, die einzelnen Fälle nach der Schwere der Erkrankung zu ordnen.

Auf Grund dieser Einteilung konnte eine Korrelationsrechnung durchgeführt werden. Die Korrelation zwischen der Schwere der Erkrankung und dem Arbeitsalter betrug:

$$r = 0{,}564 \pm 0{,}0656,$$

war also stark positiv. Eine positive Korrelation war durchaus zu erwarten, jedoch ist sie durch die Tatsache, daß unter den untersuchten Schleifern sehr viele schwere Fälle von besonders hohem Arbeitsalter waren, sicher besonders stark zum Ausdruck gekommen.

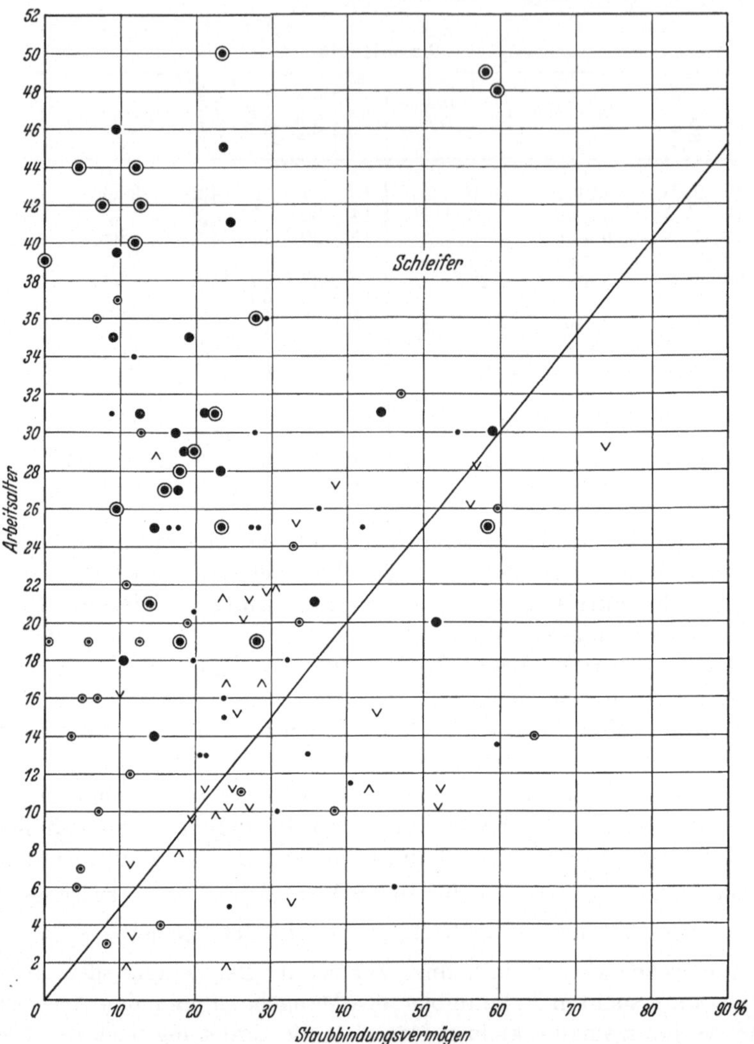

Abb. 21. Staubbindungsvermögen, Arbeitsalter und Silicoseerkrankung bei Schleifern. [Nach BERGERHOFF. Arch. Gewerbepath. 7, 156 (1936).] ∧ gesund; ∨ beginnend; . leicht; ● mittel und schwer.

Wir haben auch von den Schleifern nach der Formel $\frac{N}{2} - A$ den Gefährdungsindex berechnet (s. Tabellen 12, 13, 14). Für die schweren Fälle ergibt der Index einen Mittelwert von —24,8, für die mittleren von —11,5, für die leichten von —7,8, die beginnenden von +2,8. Die beiden Gesunden ergeben —2. Die durchschnittlichen Indices entsprechen also — abgesehen von den beiden gesunden, die zu niedrig liegen — durchaus unseren Erwartungen. Anders ausgedrückt bedeutet das, daß die von uns gefundene auffallend hohe

Zahl von Erkrankungen nicht auf eine im Vergleich zu den Bergleuten höhere
Gefährdung bezogen zu werden braucht, sondern sich durch die Auswahl von
Leuten mit hoher Arbeitszeit und schlechtem Staubbindungsvermögen erklärt.
Die Durchschnittswerte der Indices liegen sogar alle tiefer als die entsprechenden Werte bei den Gesteinshauern, so daß der Grad der Gefährdung eher etwas
geringer zu sein scheint. Die Korrelation zwischen der Schwere der Erkrankung
und dem Index der Gefährdung betrug für 52 Schleifer:

$$r = -\,0{,}745 \pm 0{,}0428,$$

war also wesentlich höher als die Korrelation zwischen der Schwere der Erkrankung und dem Arbeitsalter.

Zu den Korrelationszahlen ist zu bemerken, daß sie sich auf ein Material
beziehen, welches weniger als das bei den Ruhrbergleuten der Fall war, nach
besonderen Gesichtspunkten ausgewählt war. Wir dürfen also annehmen, daß
die wiedergegebenen Korrelationen den durchschnittlichen Verhältnissen bei den
Schleifern annähernd entsprechen. Es ist beachtenswert, daß sie den bei Mansfelder Bergleuten gefundenen recht nahekommen.

f) Untersuchungen an Sandstrahlbläsern.

Untersuchungen an Sandstrahlbläsern sind von BERGERHOFF in Remscheid
durchgeführt worden. Dieser Autor erwähnt, daß beim Arbeiten am Sandstrahlgebläse grundsätzlich andere
Bedingungen als bei den meisten
anderen staubgefährdeten Berufen
gegeben sind. Die Staubentwicklung
ist hier sehr ungleichmäßig, unter
Umständen aber in der Zeiteinheit
sehr viel größer. BERGERHOFF untersuchte 53 Sandstrahlarbeiter und
fand bei diesen normale Werte für
das Staubbindungsvermögen. Eine
Übereinstimmung von Staubbindung
und Grad der Lungenveränderung
unter Berücksichtigung des Arbeitsalters konnte er an diesem Material
entgegen seinen Erfahrungen an
Schleifern nicht feststellen. BERGER-
HOFF bemerkt selbst, daß sein Ma-

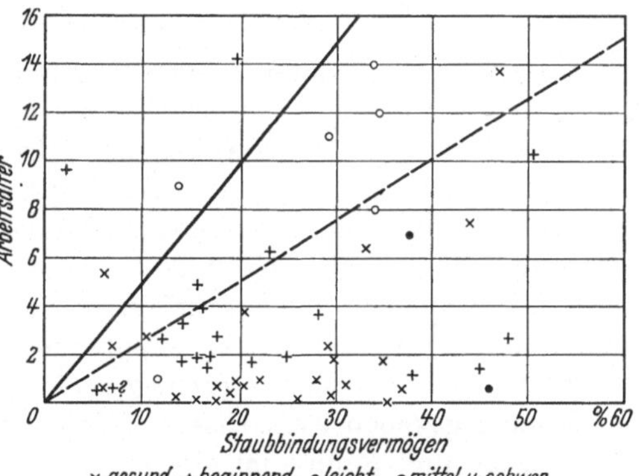

Abb. 22. Staubbindungsvermögen, Arbeitsalter und
Silicoseerkrankung bei Sandstrahlbläsern.
(Nach BERGERHOFF.)

terial zum Nachweis einer solchen Abhängigkeit wenig geeignet war, da die Mehrzahl der Untersuchten erst über ein sehr geringes Arbeitsalter verfügte und nur
wenige schwerere Erkrankungserscheinungen trotz der zweifellos vorhandenen
großen Gefährdung beobachtet wurden. BERGERHOFF kommt daher trotz seines
an sich wenig aufschlußreichen Befundes an Sandstrahlarbeitern zu dem Ergebnis, der Güte des Nasenfilters auch bei dieser Arbeiterkategorie eine große
prognostische Bedeutung beizumessen und fordert die Fernhaltung von Leuten
mit schlechten Staubbindungsvermögen von der Arbeit am Sandstrahlgebläse.

Die Ergebnisse von BERGERHOFF an Sandstrahlbläsern sind von ihm in
Diagrammform dargestellt. Wir geben dieses Diagramm als Abb. 22 wieder.

Die obere schräge Linie entspricht der von uns bei anderen Arbeitern gefundenen Grenze zwischen den Gesunden und Kranken entsprechend der Formel $\frac{N}{2} - A = 0$. Bei der anerkannt großen Gefährdung der Sandstrahlbläser scheint es uns zweifelhaft, ob man berechtigt ist, diese Grenzlinie auch für diese Arbeiter als gültig anzusehen. Wir haben daher das Diagramm durch eine gestrichelte Linie ergänzt, welche der Gleichung

$$\frac{N}{4} - A = 0$$

entspricht. Diese Darstellung wird den tatsächlichen Verhältnissen offenbar besser gerecht. Wir sehen dann, daß alle leichten Silicosen auf oder über dieser Linie liegen. Von den beginnenden liegen viele dicht um die Grenzlinie herum; nur die zwei mittelschweren Silicosen müßten weiter als Ausnahmefälle angesehen werden, wobei allerdings zu bemerken ist, daß eine mittelschwere Silicose nach $^{1}/_{2}$jähriger Tätigkeit überhaupt die Vermutung nahelegt, daß hier irgendwelche Sonderverhältnisse vorliegen. Berechnen wir nach der Darstellung von BERGERHOFF die durchschnittlichen Indices auf Grund der Formel $\frac{N}{4} - A = 0$, so ergibt sich für die Gesunden $+2,6$, für die beginnenden $+1,3$, für die leichten Silicosen $-2,8$, für die mittleren allerdings $+6$. Abgesehen von der letzten Gruppe, die nur aus zwei Fällen besteht, steht also auch das Ergebnis an Sandstrahlbläsern nicht im Widerspruch zu unseren Ansichten.

2. Asbestose und Staubbindungsvermögen.

Die Asbestose, deren schweres Stadium neuerdings als Berufskrankheit anerkannt ist, spielt in Deutschland nur für die asbestverarbeitenden Industrien eine Rolle. Das sind einmal Betriebe, die kurzfaserige Asbestsorten zu Asbestpappe oder Asbestzement verarbeiten, und zweitens die Betriebe, die langfaserigen Asbest verspinnen und die Fäden zu Bändern, Stoffen und dgl. weiterverarbeiten. Die wichtigere, an zweiter Stelle genannte Gruppe von Betrieben arbeitet demnach mit ähnlichen Arbeitsverfahren wie die Textilfabriken; sie umfaßt aber in der Regel den gesamten Arbeitsprozeß vom Rohasbest bis zum Fertigprodukt

Wenn auch bei allen Arbeitsgängen die Möglichkeit einer gewissen Staubentstehung gegeben ist, so ist die Menge des auftretenden Staubes doch recht verschieden und nimmt im allgemeinen um so mehr ab, je weiter man sich in der Fabrikation dem Endprodukt nähert. Am größten dürfte die Staubgefährdung bei der Aufbereitung des Asbestes in der sog. Krempelei sein. Relativ gering, wenigstens in dem Werk, dessen Gefolgschaft uns zur Untersuchung zur Verfügung stand, war die Staubentwicklung, z. B. in der Klöppelei. Schließlich gibt es auch Abteilungen, in denen eine Staubbildung überhaupt nicht eintritt, nämlich da, wo der Asbest mit Gummi und anderen Stoffen zu bestimmten Fertigprodukten verarbeitet wird. Die Frage, ob auch diese Abteilungen als asbeststaubgefährdet bezeichnet werden müssen, hängt wesentlich von der räumlichen Anordnung ab, durch die es bedingt sein kann, daß der in einer Abteilung entstehende Staub in eine benachbarte eindringt und auch diese gefährdet.

In den modernen Asbestfabriken sind alle Maschinen mit Absaugeeinrichtungen versehen, die zwar nach ihrem heutigen Stande das Auftreten von Staub nicht völlig verhindern können, zweifellos aber je nach der Zweckmäßigkeit ihrer Konstruktion die Staubildung stark herabsetzen.

Wir untersuchten im ganzen 73 Gefolgschaftsmitglieder, von denen nur 2 eine Arbeitsdauer von mehr als 15 Jahren aufwiesen. Neben der Messung des Staubbindungsvermögens wurde eine röntgenologische Untersuchung durchgeführt, deren Ergebnis in Tabelle 15 zusammengefaßt ist.

Tabelle 15.

Arbeitsalter	Anzahl	Asbestose				
		keine	beginnend	leicht	mittel	schwer
0— 5	37	22	12	3	—	—
6—10	28	9	11	8	—	—
11—15	6	—	1	4	1	—
16—20	1	—	—	1	—	—
21—25	—	—	—	—	—	—
26—30	1	—	—	1	—	—
Gesamt	73	31	24	17	1	—

In der Beurteilung der Röntgenbilder folgten wir nach Möglichkeit den von KRÜGER, ROSTOSKI und SAUPE gegebenen Richtlinien. Infolge des verhältnismäßig viel selteneren Vorkommens von Asbestose kann eine Beurteilung der Röntgenbilder bisher noch nicht mit der gleichen Sicherheit erreicht werden, wie bei Silicose. Auch gibt zweifellos die Asbestose im allgemeinen unklarere Bilder als die Silicose, so daß alle Untersucher sich darin einig sind, daß man beim Vorliegen von Asbestoseerkrankungen ähnlich erscheinende Röntgenbilder im allgemeinen als schwerer anzusehen hat als dann, wenn diese Bilder auf Silicose zurückzuführen sind. Es dürfte bis heute nur mit einer gewissen Reserve möglich sein, die von verschiedenen Untersuchern vorgenommene Aufteilung auf einzelne Stadien miteinander zu vergleichen. Auf Einzelheiten der Röntgendiagnostik soll hier nicht eingegangen werden.

Unter den 73 untersuchten Arbeitern fanden wir keinen Fall, der als „schwer" bezeichnet werden mußte. Nur ein Arbeiter hatte eine mittelschwere Asbestose, 17 eine leichte, 24 mußten als „beginnend" bezeichnet werden, während bei 31 noch keine mit Sicherheit auf Asbestose zu beziehenden Veränderungen nachweisbar waren.

Vergleichen wir dieses Ergebnis mit den bisher vorliegenden Untersuchungen von ROSTOSKI und Mitarbeitern, ALWENS und BOHNE, sowie mit den Erfahrungen, die MEREWETHER in England sammeln konnte, so ergibt sich beim Vergleich dieser rohen Zahlen für den von uns untersuchten Betrieb ein recht günstiges Bild. Die in Tabelle 15 gegebene Aufteilung auf die einzelnen Arbeitsalter und der Vergleich dieser Einzelwerte mit den früheren Veröffentlichungen zeigt jedoch, daß dieses günstigere Ergebnis in erster Linie darauf zurückzuführen ist, daß das Durchschnittsarbeitsalter der von uns untersuchten Arbeiter und Arbeiterinnen verhältnismäßig sehr niedrig ist. Von den 6 im Arbeitsalter von 11 bis 15 Jahren stehenden Arbeitern ist keiner ohne Veränderungen der Lunge. Nur einer ist als „beginnend", 4 als „leicht" und einer als „mittelschwer" zu beurteilen. Von den 6—10 Jahre Arbeitenden haben bereits 8 das Stadium „leicht" und 11 das Stadium „beginnend" erreicht. Ja selbst von den 37 Arbeitern der jüngsten Altersklasse mußten bereits 3 in die Gruppe der leicht Erkrankten und 12 in die der beginnenden Asbestosen eingereiht werden. Es zeigt sich also in guter Übereinstimmung mit den früheren Untersuchungen, daß nach 10 Jahren im allgemeinen das Stadium „leicht" mindestens erreicht wird, daß aber mit dem Auftreten von Veränderungen auch schon wesentlich früher gerechnet werden muß.

Um zu einer weiteren Aufteilung der Untersuchungsergebnisse zu gelangen, wurden aus der Gruppe, die in Tabelle 15 als frei von Asbestose bezeichnet werden, diejenigen abgetrennt und als „fraglich gesund" bezeichnet, bei denen das Röntgenbild zwar noch keine typischen Veränderungen aufweist, bei denen aber doch allererste Erscheinungen nicht mehr mit Sicherheit auszuschließen sind. Ferner wurde die Gruppe „leicht" in die Untergruppen a und b aufgelöst, wobei b den relativ schwereren Fällen entspricht.

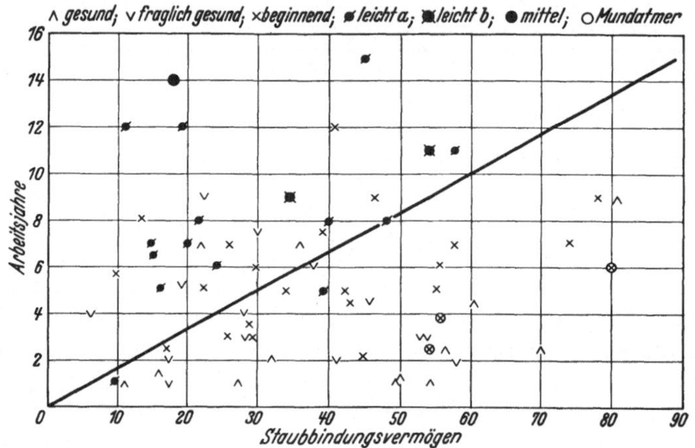

Abb. 23. Staubbindungsvermögen und Arbeitsalter bei Asbestose.

Die nachfolgende Tabelle 16 bringt die Einzelergebnisse der Bestimmungen des Staubbindungsvermögens der Nase, gleichzeitig die Angaben der gefundenen Lungenveränderungen. Die Reihenfolge entspricht etwa der Schwere des Lungenbefundes von den relativ schwersten bis zu den zweifellos völlig gesunden fortschreitend.

In der letzten Spalte der Tabelle bedeutet der Buchstabe M, daß es sich um Mundatmer handelt. Bei den Nummern 19, 28 und 31 ist es deutlich, daß infolge der Mundatmung trotz guter Nasenfilterung ein relativ zum Arbeitsalter bereits weit entwickeltes Asbestosestadium erreicht wurde. Ferner sind in der letzten Spalte diejenigen Arbeiter hervorgehoben, die in den Abteilungen mit wenig Staub gearbeitet haben. Bei den Nummern 4, 15 und 57 ist es offenbar auf diese Tatsache zurückzuführen, daß die Lungen noch weniger im Sinne einer Asbestose verändert sind, als man nach Arbeitsalter und Filterfähigkeit der Nasen hätte erwarten müssen.

Der besseren Übersicht halber sind in der obenstehenden Abbildung die Ergebnisse unserer Untersuchung graphisch dargestellt. Bei dieser Darstellung, in der die Arbeiter mit der Kennzeichnung „wenig Staub" weggelassen sind, bedeutet, ähnlich wie bei früheren Untersuchungen, die Ordinate das Arbeitsalter, während auf der Abszisse das Staubbindungsvermögen der Nase aufgetragen

Tabelle 16.

Nr.	Alter in Jahren	Arbeits-alter in Jahren	Staub-bindungs-vermögen der Nase in %	Diagnose	Index	Bemerkungen
1	41	14	21	mittel	— 10,5	
2	38	11	54	leicht b	— 2,0	
3	26	9	38	,, b	— 2,7	
4	30	12	19	,, a	— 8,8	wenig Staub
5	25	5	15	,, a	— 2,5	
6	24	8	40	,, a	— 1,3	
7	33	15	45	,, a	— 7,5	
8	31	11	58	,, a	— 1,3	
9	31	12	11	,, a	— 10,2	
10	27	8	22	,, a	— 4,3	
11	21	6	24	,, a	— 2,0	
12	35	7	15	,, a	— 4,5	
13	24	7	20	,, a	— 3,7	
14	24	7	15	,, a	— 4,5	
15	50	28	18	,, a	— 25,0	wenig Staub
16	23	1	10	,, a	+ 0,7	
17	31	5	39	,, a	+ 1,5	
18	26	8	48	,, a	± 0,—	
19	36	6	80	beginnend	+ 7,4	M
20	17	2,5	17	,,	+ 0,3	
21	24	6	10	,,	— 4,3	
22	23	5	22	,,	— 1,3	
23	24	6	30	,,	— 1,0	
24	26	3	29	,,	+ 1,8	M?
25	27	5	55	,,	+ 4,2	
26	22	2	44	,,	+ 5,3	
27	22	3	26	,,	+ 1,3	
28	19	2,5	54	,,	+ 7,5	M
29	26	7,5	39	,,	— 1,0	
30	30	7	58	,,	+ 2,7	
31	30	4	56	,,	+ 5,4	M
32	24	5	42	,,	+ 2,0	
33	25	5	34	,,	+ 0,7	
34	29	9	46	,,	— 1,3	
35	25	4,5	43	,,	+ 2,7	
36	26	6	55	,,	+ 3,2	
37	27	12	41	,,	— 5,2	
38	36	9	78	,,	+ 4,0	
39	25	8	14	,,	— 5,7	
40	25	7	74	,,	+ 5,3	
41	27	7	26	,,	— 2,7	
42	32	4	29	,,	+ 0,8	
43	35	2	58	fraglich gesund	+ 7,7	
44	26	9	22	,, ,,	— 5,3	
45	24	4	6	,, ,,	— 3,0	
46	23	5	19	,, ,,	— 1,8	
47	33	8	53	,, ,,	+ 0,8	M wenig Staub
48	19	1	17	,, ,,	+ 1,8	
49	18	3	54	,, ,,	+ 6,0	
50	22	2,5	32	,, ,,	+ 2,8	wenig Staub
51	23	2	41	,, ,,	+ 4,8	
52	22	3	28	,, ,,	+ 1,7	
53	21	4	28	,, ,,	+ 0,7	
54	25	6	38	,, ,,	+ 0,3	
55	21	5	45	,, ,,	+ 2,5	
56	21	3	53	,, ,,	+ 5,8	
57	25	10	23	,, ,,	— 6,2	wenig Staub
58	17	2	17	,, ,,	+ 0,8	
59	35	8	30	,, ,,	— 3,0	
60	15	1	11	gesund	+ 0,8	

Tabelle 16 (Fortsetzung).

Nr.	Alter in Jahren	Arbeits- alter in Jahren	Staub- bindungs- vermögen der Nase in %	Diagnose	Index	Bemerkungen
61	18	2,5	56	gesund	+ 6,8	
62	25	7	22	,,	— 3,3	
63	24	1,5	16	,,	+ 1,2	
64	23	3	29	,,	+ 1,8	wenig Staub
65	23	4,5	61	,,	+ 5,7	
66	22	2	32	,,	+ 3,3	
67	20	1	49	,,	+ 7,1	
68	18	1	27	,,	+ 3,5	
69	25	1	50	,,	+ 7,3	
70	24	1	54	,,	+ 8,0	
71	27	9	80	,,	+ 4,4	
72	30	7	36	,,	— 1,0	
73	20	2,5	70	,,	+ 9,1	

ist. Die Verteilung der einzelnen Zeichen, welche den Lungenbefund charakterisieren, zeigt, daß offenbar auch für die Asbestose das Staubbindungsvermögen
der Nase einen wichtigen dispositionellen Faktor darstellt. Die schräge, durch
die Abbildung von links unten nach rechts oben gezogene Linie ist gefühlsmäßig
so gezogen, daß mit wenigen Ausnahmen diejenigen Arbeiter, welche mindestens
die Stufe „leicht a" erreicht haben, über der Linie liegen, während die große
Mehrzahl der Gesunden darunter bleibt. Die Fälle beginnender Asbestose sind
auf beide Seiten der Linie verteilt. Die Linie, die in erster Annäherung die Grenze
zwischen den Gesunden und leicht Erkrankten angibt, entspricht der Gleichung

$$\frac{N}{6} - A = 0$$

wenn wir mit N das Staubbindungsvermögen der Nase, mit A das Arbeitsalter bezeichnen. Die Festlegung dieser Grenzlinie gestattet, einen Vergleich
zu ziehen zwischen der Gefährlichkeit der einzelnen Betriebe bzw. Staubarten.
Bei unserer Untersuchung über Silicose hatten wir sowohl im Ruhrbergbau
als auch im Mansfelder Revier eine Grenzlinie gefunden, welche ungefähr der
Gleichung

$$\frac{N}{2} - A = 0$$

entspricht. Auch für die Schleifer des Remscheider Gebietes schien diese Beziehung zu gelten.

Wenn wir jetzt bei Asbestarbeitern die obengenannte Beziehung feststellen, so kommt darin zum Ausdruck, daß für diese Arbeiter die Gefahr, an
Asbestose zu erkranken, 3mal größer ist als die Gefahr für einen Gesteinshauer,
an Silicose zu erkranken. Diese Feststellung sagt an sich nichts darüber aus,
ob die höhere Gefährdung auf eine höhere Konzentration des Staubes oder auf
eine größere spezifische Gefährlichkeit zurückzuführen ist. Es ist jedoch sehr
wahrscheinlich, daß das letztere zutrifft, da nach dem Augenschein zu urteilen,
der Staubgehalt der Luft in dem Werk, dessen Gefolgschaft wir untersuchten,
recht gering erscheint.

Diese Feststellung einer wesentlich größeren Gefährlichkeit des Asbest-
staubes steht in einem scheinbaren Widerspruch zu der verhältnismäßig geringen
Zahl schwerer Asbestosen, die bisher bekannt geworden sind. Hierfür dürften

folgende Gründe maßgebend sein: 1. ist die Zahl der Asbestarbeiter im Vergleich zu den silicosegefährdeten Arbeitern sehr klein (schätzungsweise 3000 in Deutschland); 2. muß man damit rechnen, daß manche Fälle schwerer Asbestose unerkannt geblieben sind, weil bei der bisher fehlenden Anerkennung als Berufskrankheit das Krankheitsbild den behandelnden Ärzten nicht hinreichend bekannt war. 3. werden in den Asbestfabriken, die nach Art von Textilbetrieben arbeiten, viele Arbeiterinnen beschäftigt, von denen der größte Teil nach einigen Jahren den Betrieb wieder verläßt, so daß es trotz der relativ großen Gefährlichkeit nicht zur Entwicklung fortgeschrittener Stadien kommt.

Entsprechend der Grenzlinie zwischen den gesunden und leicht erkrankten Arbeitern hatten wir für die Silicosebetriebe Indexzahlen aus dem Arbeitsalter und dem Wert der Nasenfilterung berechnet, die es gestatten, für den einzelnen Arbeiter die Wahrscheinlichkeit einer silikotischen Veränderung der Lunge im voraus zu beurteilen. Entsprechend der Lage der Grenzlinie müssen wir für die Arbestarbeiter diesen Index berechnen nach der Formel $\frac{N}{6} - A$. Die so berechneten Indices sind in Tabelle 16 in der vorletzten Spalte eingetragen. Durchschnittlich ergibt sich für die leicht Erkrankten (Gruppe a und b zusammengefaßt) ein Index von —4,47. Unter Weglassung des Falles 15, der nur sehr wenig Staub eingeatmet hatte, ergibt sich —3,8. Für die Arbeiter mit beginnender Asbestose finden wir $+ 1,38$; unter Weglassung der Nummern 19, 28 und 31, die ausgesprochene Mundatmer sind, $+ 0,50$. Für die Gruppe „fraglich gesund" finden wir $+ 0,97$,unter Weglassung von Nr. 57, der wegen seiner Tätigkeit in einer staubarmen Abteilung herausfällt, $+ 1,33$. Die Gefolgschaftsmitglieder, bei denen Änderungen der Lunge mit Sicherheit ausgeschlossen werden konnten, ergaben einen Indexwert von $+ 3,91$. Die Größe dieser durchschnittlichen Indexwerte bestätigt den aus der Betrachtung der Abb. 23 gewonnenen Eindruck der Bedeutung des Staubbindungsvermögens der Nase für die Asbestose und bestätigt gleichzeitig, daß die den Grad der Gefährdung charakterisierende Lage der Grenzlinie zwischen den gesunden und erkrankten Gefolgschaftsmitgliedern, soweit es die selbstverständlich vorhandene Streuung zuläßt, richtig gewählt ist.

3. Die Bedeutung des Staubbindungsvermögens der Nase für die Erkrankungen in Thomasschlackenmühlen.

Silicose und verwandte Staubkrankheiten wie Asbestose entwickeln sich im Laufe relativ langer Zeiträume. Ihre Entstehung hängt eng zusammen mit der Arbeitsdauer und der Menge des vorhandenen Staubes. Der hieraus zu ziehende Schluß, daß für die Schwere der Erkrankung letzten Endes die Menge des in die Lunge gelangten Staubes maßgebend ist, ließ eine Bedeutung des Staubbindungsvermögens der Nase von vornherein wahrscheinlich erscheinen. Den Erkrankungen vom Silicosetyp stehen die gewerblichen Erkrankungen gegenüber, bei denen es infolge von Einatmung bestimmter Staubarten zu entzündlichen Erscheinungen der Luftwege und zu Pneumonien kommt. Derartige Krankheiten haben eine sehr viel ungleichmäßigere Entwicklung, als die Krankheiten vom Silicosetyp. Die Erkrankung tritt oft schon nach ganz kurzer Arbeitszeit auf, ohne daß es wegen der Ähnlichkeit der Erkrankung mit gewöhnlichen Infektionen möglich ist, im Einzelfall zu entscheiden, ob wirklich die Einatmung dieses Staubes oder eine zufällige Infektion zur Erkrankung geführt hat. Typische Fälle dieser Art von Erkrankungen kommen in Thomasschlackenmühlen vor, wo die bei der Herstellung des Thomasstahles entstehende Schlacke zu dem als Thomasmehl bekannten Düngemittel vermahlen wird. Der Gedanke, daß auch für die Entstehung der Thomasschlackenpneumonien das Staubbindungsvermögen der Nase eine ähnliche Rolle spielen kann, wurde unter anderem von LENZ ausgesprochen.

Beim Schaufeln der Schlacke, dem Zertrümmern der größeren Schlackenstücke und beim Abfüllen des Mehles entsteht stets Staub, der zwar in den moderneren Betrieben durch Exhaustoranlagen und dgl. auf ein Mindestmaß herabgesetzt wird, sich aber, wenigstens vorläufig, nicht ganz beseitigen läßt. Nach unseren Messungen hat der über Stunden schwebend bleibende Staub eine Korngröße von 1—3 μ, ist also etwa von der gleichen Korngröße wie Quarzstaub von großer Schwebefähigkeit und besitzt diejenige Korngröße, welche den Staub befähigt, bis in die Lungenalveolen vorzudringen.

Die Erkrankungen der Thomasschlackenarbeiter bestehen in Bronchitiden und Pneumonien, die nicht selten tödlich enden. Der Verlauf der Erkrankung ist hartnäckig, unterscheidet sich aber im übrigen nicht von dem Verlauf anderer Bronchitiden und Bronchopneumonien. Der bakteriologische Befund ist uncharakteristisch (meist Pneumokokken Typ IV, I oder II). Man nimmt heute meist an, daß nicht der Thomasschlackenstaub an sich zur Erkrankung führt, sondern daß durch das Einatmen des Staubes eine erhöhte Disposition für Erkältungskrankheiten geschaffen wird. Tritt eine Erkältung oder Infektion auf, was gerade bei der Arbeit in den Thomasschlackenmühlen sehr leicht vorkommen kann (Arbeit im Freien oder in großen, zugigen Hallen), so kommt es zu Erkrankungen der Luftwege, deren Widerstandskraft durch den Staub geschwächt ist (JÖTTEN und POPPINGA).

Es ist bekannt, daß die große Mehrzahl der Erkrankungen an schweren Bronchitiden und Pneumonien, die manchmal geradezu einen epidemieartigen Charakter annehmen können, in den ersten Wochen und Monaten der Arbeit in Thomasschlackenmühlen auftritt (SILBERKUHL). Nach Angaben der Berufsgenossenschaft entfallen von 223 Erkrankungen 156 auf Arbeiter im ersten Arbeitsjahr. Im Gegensatz zu diesen Leuten stehen die alten Arbeiter, die oft 10, 20 und mehr Jahre lang in Thomasschlackenmühlen arbeiten, ohne jemals an Erkrankungen der Atemwege gelitten zu haben.

Da alle Erkrankungen der tieferen Luftwege in Thomasschlackenmühlen der Berufsgenossenschaft gemeldet werden müssen, so ist es möglich, alle Erkrankungsfälle zu erfassen und einigen hierzu bestimmten Ärzten zuzuführen, die nach dem Überstehen der Erkrankung darüber zu entscheiden haben, ob der Betreffende für geeignet gehalten wird, die Arbeit in einer Thomasschlackenmühle wieder aufzunehmen oder nicht. Die große Mehrzahl aller Arbeiter, die eine Thomasschlacken-Bronchitis oder -Pneumonie durchgemacht haben, scheiden auf diese Weise aus den Mühlen wieder aus. Was zurückbleibt ist ein Stamm von Arbeitern, der sich durch eine besondere Resistenz gegenüber den Einwirkungen des Thomasmehles auszeichnet.

Durch die geschilderten Verhältnisse war der Gang unserer Untersuchung vorgezeichnet. Wenn das Staubbindungsvermögen der Nase für die Erkrankungen der Thomasschlackenarbeiter eine Bedeutung hat, so müssen die nach wenigen

Tabelle 17.

Nr.	Alter Jahre	Arbeitszeit			Staub-bindung %	Er-kran-kung	Nr.	Alter Jahre	Arbeitszeit			Staub-bindung %	Er-kran-kung
		Jahre	Mon.	Tage					Jahre	Mon.	Tage		
1	27	2	—	—	34,0	+	51	48	19	—	—	57,4	—
2	23	4	—	—	48,9	+	52	53	22	—	—	54,7	—
3	23	—	8	—	12,9	+	53	65	33	—	—	13,7	+
4	25	5	—	—	44,1	+	54	59	28	—	—	21,8	+
5	40	14	—	—	14,7	+	55	56	29	—	—	10,2	+
6	65	33	—	—	48,2	—	56	37	6	—	—	17,5	+
7	55	14	—	—	54,9	—	57	21	—	2	—	41,2	+
8	57	11	—	—	24,9	—	58	24	1	—	—	15,3	+
9	32	14	—	—	42,3	—	59	35	—	4	—	17,1	+
10	51	21	—	—	45,8	—	60	30	1	2	—	26,8	+
11	27	10	—	—	20,3	—	61	22	2	—	—	59,1	+
12	52	8	—	—	30,1	—	62	24	—	—	9	29,2	+
13	46	12	—	—	16,3	+	63	28	4	—	—	28,3	+
14	32	12	—	—	23,6	—	64	28	1	—	—	15,3	+
15	32	15	—	—	37,2	—	65	27	—	3	—	60,5	+
16	28	13	—	—	32,5	+	66	18	—	—	21	28,8	+
17	33	6	6	—	52,3	—	67	25	4	—	—	59,2	+
18	30	16	—	—	50,3	—	68	35	—	—	3	20,6	+
19	36	11	—	—	74,0	—	69	36	3	9	—	5,8	+
20	37	15	—	—	54,6	—	70	29	1	—	—	22,3	+
21	56	32	—	—	48,5	—	71	58	1	—	—	71,9	—
22	52	31	—	—	46,8	—	72	22	—	1	—	64,8	+
23	34	16	—	—	59,4	—	73	33	11	—	—	54,8	+
24	51	27	—	—	36,4	—	74	33	1	—	—	12,0	+
25	52	21	6	—	21,1	—	75	38	—	4	—	19,3	+
26	44	10	—	—	62,9	—	76	33	—	8	—	13,0	+
27	44	23	—	—	47,8	—	77	49	21	—	—	71,3	+
28	35	12	—	—	24,1	—	78	29	6	—	—	57,4	+
29	36	11	—	—	27,0	—	79	43	—	11	—	38,8	+
30	29	11	—	—	81,6	—	80	42	1	3	—	13,4	+
31	37	13	—	—	45,5	—	81	24	3	3	—	6,6	+
32	49	18	—	—	27,5	—	82	28	8	6	—	15,5	+
33	49	22	—	—	58,6	—	83	27	—	—	8	13,8	+
34	60	29	—	—	17,1	—	84	38	—	—	8	8,9	+
35	33	12	—	—	47,4	—	85	31	—	—	12	45,3	+
36	42	17	—	—	19,4	—	86	39	—	6	—	57,8	+
37	42	29	—	—	39,3	—	87	33	1	5	—	49,0	+
38	46	13	—	—	54,1	—	88	37	—	3	—	5,1	+
39	47	16	—	—	62,7	—	89	40	5	—	—	35,0	+
40	57	19	—	—	70,5	—	90	35	—	2	—	27,6	+
41	63	25	—	—	12,2	—	91	26	2	3	—	51,5	+
42	38	14	—	—	54,8	—	92	30	—	6	—	4,0	+
43	30	12	—	—	49,0	—	93	34	—	1	5	18,9	+
44	64	17	—	—	48,1	—	94	31	3	—	—	57,0	—
45	57	14	—	—	41,0	—	95	52	—	3	—	47,0	+
46	52	21	—	—	40,4	—	96	26	4	—	—	37,8	+
47	31	13	—	—	41,6	—	97	29	7	—	—	37,2	—
48	62	34	—	—	36,9	—	98	31	—	4	—	42,5	+
49	56	27	—	—	56,9	—	99	27	4	—	—	62,7	+
50	44	11	—	—	50,3	—	100	26	—	5	—	35,2	+

Tabelle 17 (Fortsetzung).

Nr.	Alter Jahre	Arbeitszeit			Staub-bindung %	Er-kran-kung	Nr.	Alter Jahre	Arbeitszeit			Staub-bindung %	Er-kran-kung
		Jahre	Mon.	Tage					Jahre	Mon.	Tage		
101	30	2	—	—	70,4	—	114	31	—	1	5	32,1	+
102	26	—	3	—	40,9	+	115	32	5	—	—	20,7	+
103	37	—	3	—	4,5	+							
104	33	—	—	5	19,2	+	116	40	—	6	—	43,5	+
105	23	3	—	—	45,1	—	117	29	—	11	—	21,4	+
							118	30	—	3	—	7,5	+
106	31	1	3	—	26,6	+	119	37	—	11	—	9,0	+
107	44	18	—	—	54,6	+	120	29	—	7	—	21,6	+
108	35	6	—	—	65,2	+							
109	24	—	4	—	21,8	+	121	34	4	—	—	29,9	+
110	47	—	2	—	18,9	+	122	29	—	3	—	19,2	+
							123	36	—	3	—	27,3	+
111	35	—	9	—	31,4	+	124	28	2	—	—	25,7	+
112	35	5	—	—	54,4	—	125	63	25	—	—	41,0	—
113	51	—	—	21	48,1	+							

Tagen oder Monaten erkrankten Leute vorzugsweise solche sein, die ein schlechtes Nasenfilter haben, während andererseits die scheinbar resistenten Arbeiter mit 10—20jähriger Arbeitszeit solche sein müssen, die über eine gute Filterwirkung der Nase verfügen. Es war also wesentlich, diese beiden Gruppen zu erfassen.

Unsere Untersuchungen wurden an 125 Arbeitern verschiedener Thomasschlackenmühlen des Rheinisch-Westfälischen Industriegebietes durchgeführt. Die Gruppe alter staubresistenter Arbeiter erhielten wir dadurch, daß wir uns von den einzelnen Mühlen die ältesten, niemals krank gewesenen Arbeiter benennen ließen und zur Untersuchung ins Institut bestellten. Bei der Gruppe der frühzeitig Erkrankten mußte leider auf die Untersuchung der charakteristischsten Fälle, nämlich der tödlich endenden Pneumonien, verzichtet werden. Wir ermittelten an Hand der berufsgenossenschaftlichen Akten solche Arbeiter, die nach kurzer Tätigkeit in Thomasschlackenmühlen erkrankt, später wieder genesen und anderen Betrieben zugeführt waren. Die Untersuchung dieser Leute fand größtenteils in den Thomasschlackenmühlen der betreffenden Werke selbst statt. Ferner untersuchten wir eine geringere Anzahl von Arbeitern, die zwischen diesen beiden Gruppen standen.

In der obigen Tabelle 17 sind die 125 untersuchten Arbeiter in der Reihenfolge aufgeführt, in welcher die Untersuchung vorgenommen wurde. Die Tabelle enthält Alter, Arbeitszeit, Staubbindungsfähigkeit der Nase, sowie die Angabe, ob der Betreffende erkrankt ist oder nicht. Dabei bedeutet ein Pluszeichen Erkrankung, ein Minuszeichen ihr Fehlen.

Es liegt auf der Hand, daß eine derartige schematische Einteilung, wie wir sie zum Zwecke statistischer Verarbeitung vornehmen mußten, dem Einzelfalle nicht immer gerecht werden kann. Die Tatsache, daß sich die Thomasmehlerkrankung nicht typisch von anderen Erkältungskrankheiten unterscheidet, macht es unmöglich, zufällig aufgetretene Bronchitiden von solchen zu unterscheiden, die mit der Einatmung von Thomasmehl in ursächlichem Zusammenhang stehen. Wir müssen also damit rechnen, daß sich unter den in der Tabelle als erkrankt bezeichneten (mit einem Pluszeichen versehenen) Leuten auch solche befinden, deren Erkrankung ursächlich nicht mit ihrer Arbeit in einer Thomasschlackenmühle zusammenhängt. Zwei in der Tabelle enthaltene

Arbeiter werden von uns als „Gesund" geführt, trotzdem sie nach einer Tätigkeit von wenigen Monaten an einer Bronchitis erkrankten, da sie nach Wiederaufnahme der Arbeit in der Schlackenmühle nicht erneut erkrankten.

Überblickt man die Tabelle, so fällt sofort auf, daß diejenigen Arbeiter, die trotz langer Arbeitszeit nicht erkrankt sind, in der Mehrzahl über gut filternde Nasen verfügen, während sich unter den nach ganz kurzer Tätigkeit bereits Erkrankten vorzugsweise Arbeiter mit schlechtem Nasenfilter finden.

In der Abb. 24 bedeutet jeder senkrechte Strich einen der untersuchten Arbeiter, die Länge des Striches entspricht dem Staubbindungsvermögen

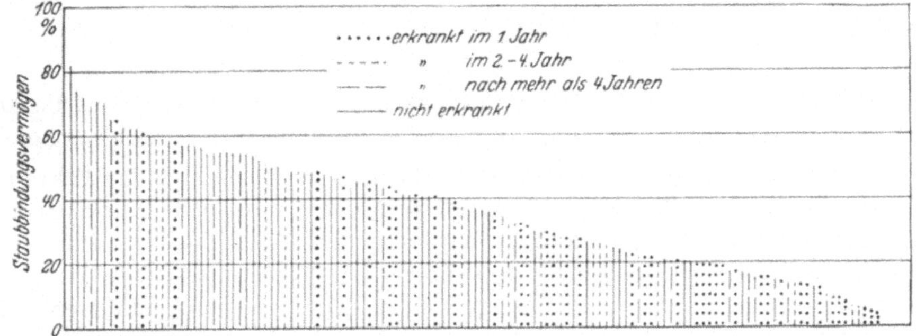

Abb. 24. Staubbindung und Erkrankungshäufigkeit bei Arbeitern in Thomasschlackenmühlen.

der Nase, die Art der Strichelung kennzeichnet den Eintritt der Erkrankung. Wir sehen, daß die gepunkteten Linien, welche einem Erkrankungseintritt im ersten Arbeitsjahr entsprechen, vor allem auf der rechten Seite zu finden sind, d. h. also den Nasen mit schlechten Staubbindungsvermögen entsprechen. Umgekehrt sehen wir die ausgezogenen Linien sehr viel häufiger auf der linken Seite der Darstellung, entsprechend den gut filternden Nasen. Die Auswertung der graphischen Darstellung bestätigt damit durchaus den aus der Betrachtung der Tabelle gewonnenen Eindruck, daß die Gefährdung der Thomasschlackenarbeiter in hohem Maße von dem Staubbindungsvermögen ihrer Nase abhängt.

In der Tabelle 18 sind die untersuchten Arbeiter nach dem Eintritt der Erkrankung und nach dem Staubbindungsvermögen der Nase zu Gruppen zusammengefaßt.

Tabelle 18.

Gesundheitszustand			Staubbindung der Nase in %			
			0—20	20—40	40—60	> 60
Gesund	Zahl	52	3	13	29	7
	Prozent	100	6	25	56	13
Krank nach > 4 Jahren	Zahl	16	6	4	4	2
	Prozent	100	37	25	25	13
„ „ 1—4 Jahren	Zahl	17	3	8	5	1
	Prozent	100	18	47	29	6
„ „ < 1 Jahr	Zahl	40	18	12	8	2
	Prozent	100	45	30	20	5

Von den 52 Gesunden, die fast alle mehr als 10 Jahre in einer Thomasschlackenmühle gearbeitet haben, haben nur 3, also nur 6%, Nasen mit einem Staubbindungsvermögen von weniger als 20%, 29, d. h. 56% dieser Leute haben ein Staubbindungsvermögen von 40—60%, dazu kommen weitere 7 = 13% mit einem Filterungsvermögen von über 60%.

Entgegengesetzte Verhältnisse sehen wir in der untersten Reihe, welche die 40 im ersten Arbeitsjahr erkrankten Arbeiter enthält. Von diesen haben 18 = 45% ausgesprochen schlechte Nasen und nur 25% haben gute. Die Gruppe der Arbeiter, die nach 1—4 Jahren bzw. nach mehr als 4 Jahren erkrankt sind, ergeben naturgemäß weniger charakteristische Werte, die in der Mitte zwischen den beiden extremen Gruppen liegen.

Die gewonnenen Ergebnisse zeigen klar, daß für die Anfälligkeit des Arbeiters in Thomasschlackenmühlen das Staubbindungsvermögen der Nase eine nicht unwesentliche Rolle spielt.

4. Die Bedeutung des Staubbindungsvermögens der Nase für das Eindringen unspezifischen Staubes in die Lunge und für Infektionen der Atmungsorgane.

Unsere Untersuchungen haben zu der Erkenntnis geführt, daß für Erkrankungen vom Silicosetyp das Staubbindungsvermögen der Nase eine wesentliche Rolle spielt, offenbar deshalb, weil es bestimmend ist, für die im Laufe der Arbeitszeit in die Lunge gelangende Staubmenge. Wir konnten weiter zeigen, daß auch die Bronchitiden und Pneumonien in Thomasschlackenmühlen bei Arbeitern mit schlechtem Staubbindungsvermögen der Nase häufiger auftreten als bei anderen. Wir müssen annehmen, daß ein schlechtes Staubbindungsvermögen der Nase eine relativ größere Staubmenge in der Zeiteinheit in die tieferen Atmungswege gelangen läßt und daher zu einer erhöhten Disposition für Erkältungskrankheiten bzw. Infektionen führt. Der Gedanke, daß die Nase für die Krankheitsentstehung in diesen Fällen eine Bedeutung hat, ist von verschiedenen Seiten des öfteren diskutiert worden. R. WAHL bringt diese Vorstellung mit der exakt erfaßbaren Größe des Staubbindungsvermögens in Verbindung.

Gewerbliche Betriebe, bei denen Staubsorten vorhanden sind, die spezifische Krankheitserscheinungen der Lunge bedingen oder begünstigen, zeigen uns die Bedeutung des Staubbindungsvermögens der Nase für die Lunge besonders eindrucksvoll. Es dürfte aber lohnend sein, sich über diese Sonderfälle hinaus die Bedeutung des Staubbindungsvermögens der Nase für das Eindringen von Staub in die Lunge ganz allgemein klar zu machen. Wie bei den Gesteinshauern mit schlechten Nasenfiltern mehr Gesteinsstaub bis in die Lungen kommt, so wird auch bei Kohlenhauern mit einem schlechten Staubbindungsvermögen der Nase die Menge des die Lunge erreichenden Kohlenstaubes größer sein, und wenn auch spezielle Untersuchungen hierüber noch fehlen, so ist doch anzunehmen, daß die Entwicklung der Anthrakose durch das Staubbindungsvermögen ganz ähnlich bestimmt wird wie die Silicose. Abgesehen von der neuerdings namentlich in England stark beachteten Anthrako-Silicose und den wenigen in der Literatur beschriebenen Fällen reiner das Bild einer echten Pneumokoniose tragender Anthrakose (HOLLMANN) sind wir gewöhnt, in der mehr oder weniger stark ausgebildeten Anthrakose einen Zufallsbefund ohne wesentliche Bedeutung für den Gesundheitszustand zu erblicken. Jedem Pathologen ist bekannt, daß der Grad der Anthrakose auch bei Menschen gleicher Lebensbedingungen und gleichen Alters sehr verschieden sein kann.

Neben dem gewerblichen Staub wird auch der Straßenstaub, dem wir täglich ausgesetzt sind, und der normale Staub, der in den tieferen Luftschichten stets schwebend angetroffen wird, in wesentlich größeren Mengen in die Lunge eindringen, wenn ein schlechtes Staubbindungsvermögen vorhanden ist. Wir hatten bereits erwähnt, daß bei röntgenologischen Reihenuntersuchungen nicht selten Lungen gefunden werden, die den Bildern recht ähnlich sind, die man im allerersten Anfangsstadium silikotischer Veränderungen bei silicosegefährdeten Arbeitern zu sehen bekommt. Wir hatten bisher noch keine Gelegenheit, Reihenuntersuchungen durchzuführen mit dem Ziele, festzustellen, ob man derartige Lungenbilder vorzugsweise bei Personen mit schlechtem Staubbindungsvermögen sieht und ob man daher berechtigt ist, die Entstehung dieser leichtesten Lungenveränderungen auf das Eindringen größerer Staubmengen zurückzuführen.

Im Verfolg dieses Gedankens erhebt sich die Frage, ob derartige Staubablagerungen in der Lunge wirklich völlig bedeutungslos sind. Wenn auch der Staub selbst krankhafte Erscheinungen nicht auslöst, so muß man doch daran denken, daß durch ihn der Boden für Infektionen verschiedenster Art vorbereitet werden kann. Wenn auch für die Tuberkulose ein Zusammenhang zwischen der Einatmung indifferenten Staubes und Krankheitshäufigkeit bzw. Schwere im allgemeinen abgelehnt wird, so besteht doch kein Zweifel darüber, daß in Staubbetrieben die Zahl der akuten Erkrankungen der Atemwege größer ist als in Betrieben, in denen eine Einatmung indifferenter Staubarten nicht in Frage kommt (J. B. Hawes).

Als Staub in dem hier gebrauchten Sinne ist aber nicht nur der mineralische Staub zu verstehen. Wenn die eine Nase weniger befähigt ist, Staubpartikelchen zurückzuhalten als die andere, so dürfen wir annehmen, daß der gleiche Unterschied auch in bezug auf die Fähigkeit zur Zurückhaltung von in der Luft schwebenden Keimen besteht. Das würde bedeuten, daß der Mensch mit schlechtem Staubbindungsvermögen der Nase ungleich mehr gefährdet ist an den Krankheiten zu leiden, die durch ein Eindringen von Keimen in die Atemwege entstehen. Natürlich dürfen wird nicht erwarten, hier eine so weitgehende Parallele zu finden wie bei den typischen Staubkrankheiten, da für die Entstehung infektiöser Erkrankungen neben dem Staubbindungsvermögen andere dispositionelle Faktoren eine relativ größere Rolle spielen dürften als bei den Staubkrankheiten. Trotzdem scheint es nicht aussichtslos, durch Untersuchungen eines entsprechend großen, zu statistischer Verarbeitung geeigneten Materials einen Einblick in diese Verhältnisse zu tun.

Kurz bevor wir unsere Untersuchungen an Thomasschlackenarbeitern ausführten, wurde von Silberkuhl an den gleichen Arbeitern Untersuchungen vorgenommen, die sich insbesondere auf die Erhebung möglichst exakter anamnestischer Daten erstreckte. Diese Untersuchungen hatten das Ergebnis, daß etwa $^3/_4$ der an Thomasschlackenpneumonien Erkrankten bereits vor ihrem Eintritt in die Schlackenmühle Pneumonien, Pleuritiden, Bronchitiden oder andere Erkrankungen der Atmungsorgane durchgemacht hatten. Man könnte also unseren Befund, daß die in Thomasschlackenmühlen erkrankten Arbeiter vorzugsweise solche mit schlechtem Staubbindungsvermögen der Nasen sind, recht wohl mit diesem Ergebnis von Silberkuhl vereinen und folgern, daß diese Arbeiter ihre frühere Erkrankung der Atmungsorgane eben auch deshalb bekommen haben, weil sie ein schlechtes Staubbindungsvermögen der Nase aufweisen. Der Zusammenhang zwischen der anamnestisch festgestellten Erkrankung und der Thomasschlackenerkrankung wäre dann nicht nur dadurch gegeben, daß, wie Silberkuhl vermutet, die zufällig erworbene Erkrankung eine erhöhte Krankheitsdisposition zurückgelassen hat, die zu einer geringeren Resistenz gegen die Schäden des Thomasschlackenstaubes führt, sondern sowohl die frühere Erkrankung als auch die Thomasschlackenerkrankung müßten auf den gleichen dispositionellen Faktor „Staubbindungsvermögen der Nase" zurückgeführt werden.

III. Die Ergänzung des Nasenfilters durch technische Mittel.

1. Die Bekämpfung von Staubgefahren in der Technik.

Die Kenntnis von der Bedeutung gewisser Staubarten für die Entstehung gewerblicher Erkrankungen regte naturgemäß dazu an, Maßnahmen zur Staubbekämpfung zu treffen. Aus der Tatsache, daß bis vor kurzem von medizinischer Seite brauchbare Unterlagen über die Funktion des natürlichen Staubfilters des Menschen nicht zur Verfügung gestellt werden konnten, ist es verständlich, daß keines der in der Technik gebräuchlichen Staubbekämpfungsverfahren von dem Gedanken einer Verbesserung der natürlich gegebenen Schutzmöglichkeiten ausging. Die Unkenntnis der Wirksamkeit der natürlichen Filter war einer der Gründe dafür, daß exakte Voraussetzungen über die Wirksamkeit von Staubbekämpfungsmaßnahmen bisher sehr schwer gemacht werden konnten. Es war bisher so gut wie unmöglich, statistisch die Wirksamkeit einer einzelnen Staubbekämpfungsmaßnahme durch Abnahme der Erkrankungsfälle sicher nachzuweisen, weil die jahrelang dauernde Ausbildung silikotischer Veränderungen die Aufstellung einer solchen Statistik fast unmöglich macht. Es fehlt daher noch weitgehend an der exakten Formulierung der Bedingungen, denen Staubbekämpfungsmaßnahmen genügen müssen, um als wirksam angesehen werden zu können. Die Feststellung z. B., daß durch irgendeine Maßnahme der Staubgehalt pro Kubikzentimeter Luft auf 10% der ursprünglichen Menge verringert wird, muß sicher als ein großer Fortschritt begrüßt werden, aber man kann nie mit Bestimmtheit sagen, daß hiermit nun wirklich die Gefahr beseitigt ist.

Unsere Erfahrungen über die Wirksamkeit bzw. das Versagen der natürlichen Schutzeinrichtungen erscheinen zum mindesten Anhaltspunkte für eine Beurteilung auch der technischen Maßnahmen zu bieten. Insbesondere gilt das naturgemäß für diejenigen Maßnahmen, welche durch Filterung der eingeatmeten Luft eine Herabsetzung der in die Lunge gelangenden Staubmenge anstreben.

Grundsätzlich stehen vier Möglichkeiten zur Verfügung, um eine Staubbekämpfung in industriellen Anlagen durchzuführen:

1. Es wird durch eine entsprechende Änderung des Arbeitsganges das Entstehen von Staub verhindert bzw. der Staub bei seinem Entstehen abgebunden.

2. Die staubhaltige Luft wird abgesaugt, so daß sie nicht eingeatmet werden kann.

3. Es wird Frischluft so zugeführt, daß sie von dem Arbeitenden ausschließlich eingeatmet wird.

4. Der Arbeitende trägt eine Staubmaske (Atemschützer), durch welche die Einatmungsluft staubfrei oder doch staubarm gemacht wird.

Welche von den vier Möglichkeiten im Einzelfalle ergriffen wird, hängt wesentlich von den Arbeitsbedingungen und davon ab, wie wirksam sich die einzelnen Maßnahmen unter den gegebenen Verhältnissen gestalten lassen. Ein Staubschutz nach 3. erfordert neben dem Tragen entsprechender Helme eine dauernde Verbindung des Arbeitenden mit der zuführenden Luftleitung und ist schon aus diesem Grunde auf wenige Betriebsformen (z. B. ortsfeste Sandstrahlgebläse) beschränkt. Ein Staubschutz nach 4. bedeutet stets eine nicht unbeträchtliche Belastung des Arbeiters, wird also grundsätzlich nur dann anzuwenden sein, wenn es praktisch unmöglich ist, durch Maßnahmen nach 1. und 2. einen wirksamen Staubschutz zu erzielen.

Die Erfahrung zeigt, daß es in zahlreichen Betrieben Punkte gibt, an denen eine wirksame Staubbekämpfung nach 1. oder 2. praktisch unmöglich ist. Angesichts dieser Sachlage erscheint eine Untersuchung der Frage notwendig: Kann durch Staubmasken ein hinreichender Schutz gegen die Einatmung gefährlichen Industriestaubes gewährleistet werden, und wie ist die Beeinträchtigung der Arbeitsfähigkeit beim Tragen von Staubmasken zu beurteilen?

2. Die Bedingungen, denen eine wirksame Staubmaske genügen muß.

a) Die Beurteilung im Betrieb.

Bei der Beurteilung einer Staubmaske hat man notwendigerweise davon auszugehen, daß die Maske nur dann ihren Zweck erfüllen kann, wenn sie während der Arbeit, also täglich 8 Stunden lang auch wirklich getragen werden kann, d. h. wenn die Belästigung durch die Maske so gering ist, daß man sie dem Arbeiter zumuten kann. Bei der Entwicklung von Staubmasken ist man ausgegangen von den Erfahrungen, die man mit Gasmasken während des Weltkrieges gemacht hat, und hatte dabei übersehen, daß die Tragebedingungen in beiden Fällen grundsätzlich verschieden sind. Eine Gasmaske wird in Fällen größter Lebensgefahr für die Dauer von wenigen Stunden getragen, eine Staubmaske bei unter Umständen schwerer Arbeit täglich viele Stunden lang. Während der Träger einer Gasmaske unter dem Eindruck steht, daß ein Abnehmen der Gasmaske unmittelbare Lebensgefahr bedeutet, weiß der Träger einer Staubmaske, daß das Einatmen von Staub ihm nur unter Umständen gefährlich werden kann. In den meisten Staubbetrieben, z. B. beim Bestehen von Silicosegefahr, weiß er, daß erst ein jahrelanges Einatmen des Staubes vielleicht zu einer Erkrankung führt.

Dieser Eindruck ist nicht stark genug, um ihn zu veranlassen, eine wesentliche Unannehmlichkeit, die mit dem Tragen einer Maske verbunden ist, in Kauf zu nehmen. Unter diesen Umständen ist es kein Wunder, daß zwar in sehr vielen Staubbetrieben Masken vorhanden sind, daß diese aber überhaupt nicht oder nur dann getragen werden, wenn eine Kontrolle erfolgt. Insbesondere, wenn das Tragen der Maske zu einer Leistungsminderung und damit zu einer Verdienstminderung führt, stößt es auf die größten Schwierigkeiten, den Arbeiter von der Notwendigkeit des Maskentragens zu überzeugen.

Die Tatsache, daß praktisch brauchbare Staubmasken den Arbeiter so wenig wie nur irgend möglich belästigen dürfen, hat dazu geführt, daß in den

Betrieben, sofern überhaupt Masken getragen werden, die Auswahl fast ausschließlich nach dem Gesichtspunkt der geringsten Belästigung erfolgt. Ob eine Maske wirklich ihren Zweck erfüllt, d. h. ob sie den schädlichen Staub in genügendem Maße zurückhält, ist nur auf Grund von exakten Laboratoriumsuntersuchungen festzustellen. Weder der Arbeiter, noch der Betriebsleiter ist in der Lage zu entscheiden, ob feiner Schwebestaub das Filter durchdringt. Es ist ohne weiteres einleuchtend, daß im allgemeinen eine Maske, die den Staub nur unvollständig zurückhält, auch den geringeren Widerstand bietet und daher angenehmer zu tragen ist als eine gut wirksame Maske. Die Folge davon ist, daß in den Betrieben, wo die Auswahl der Maske dem Arbeiter überlassen bleibt, aber auch da, wo die Auswahl nicht auf Grund exakter Prüfungen erfolgt, Masken bevorzugt werden, die zwar relativ angenehm zu tragen sind, die aber in ihrer Filterwirkung weit hinter dem zurückbleiben, was man verlangen muß.

Das Maskentragen erfordert eine gewisse Übung, die von dem einen schnell, von dem anderen langsam erworben wird. Wie Herbst zeigen konnte, wird jede „Stenosenatmung“ — und hierzu ist das Atmen unter einer Staubmaske immer zu rechnen — viel besser ertragen, wenn gleichmäßig und diszipliniert geatmet wird, hauptsächlich wohl deshalb, weil bei einer disziplinierten Atmung bei gleichem Atemvolumen und gleicher Atemfrequenz weniger hohe Luftgeschwindigkeiten auftreten. Hinzu kommt, daß bei der Beurteilung von Masken im Betrieb vielfach psychologische Momente, die im einzelnen oft schwer übersehbar sind, eine Rolle spielen. Dem einen scheint das Tragen einer Maske als feige und ängstlich. Die Tatsache, daß er sich über seine maskentragende Kameraden lustig macht, genügt bereits, um auch diese davon abzubringen, sich persönlich zu schützen. Die suggestive Wirkung der von manchen Arbeitern stark überbetonten Arbeitsbehinderung durch die Maske wirkt im gleichen Sinne. So ist es zu verstehen, daß oft von zwei Betrieben ganz gleicher Art der eine auf Grund seiner praktischen Erfahrung das Maskentragen überhaupt für unmöglich erklärt oder doch eine bestimmte Maske ablehnt, während in dem zweiten Betrieb der Betriebsleiter durch psychologisch richtige Aufklärung und durch das gute Beispiel einiger verständiger Leute erreicht, daß das Maskentragen ohne weiteres für möglich gehalten und gerade die im ersten Betrieb abgelehnte Maske als besonders zweckmäßig hingestellt wird.

Erst in neuester Zeit wird in der Praxis eine objektive Beurteilung der Staubmaskenfrage angestrebt [Niederbäumer, Kaufmann (1), Mathias u. Landwehr].

b) Die Filterleistung.

Feste Normen über die Filterleistung, die man von Staubmasken verlangen muß, um sie als hinreichenden Schutz bezeichnen zu können, sind bisher nicht aufgestellt. Wir wollen in folgendem versuchen, die Bedingungen zu umreißen, denen Staubmasken genügen müssen, um als hinreichender Schutz in den Betrieben angesehen werden zu können, in denen eine Gefährdung durch mineralischen Staub gegeben ist. Das sind insbesondere alle diejenigen Betriebe, in denen durch das Vorhandensein von kieselsäurereichem Staub Silicosegefahr besteht. Ganz ähnlich liegen jedoch die Verhältnisse auch in Thomasmehl- und anderen ähnlichen Betrieben.

Mineralischer Staub, der sich längere Zeit in der Luft schwebend erhält, weist Korngrößen auf, die im allgemeinen unter $10\,\mu$ liegen. Für den Staub, der stundenlang schwebend bleibt, müssen wir mit einer Korngröße unter $3\,\mu$ rechnen. Es liegt in der Natur der Sache, daß ein Staubfilter, welches Staubarten kleinerer Korngrößen zurückhält, von größeren Staubkörnchen erst recht nicht durchdrungen werden kann. Maßgebend für die Beurteilung der Filterwirkung muß daher in erster Linie das Verhalten gegenüber dem feinsten Staub, der als schädlich zu betrachten ist, sein. Welche Korngrößen das sind, läßt sich entscheiden auf Grund von Berechnungen und Beobachtungen über das Verhalten des Staubes in den menschlichen Luftwegen.

Wir haben bereits früher (vgl. S. 15) festgestellt, daß für die Erzeugung von Lungensilicose wohl in erster Linie Teilchen von weniger als $3\,\mu$ Durchmesser in Frage kommen und hatten auf Grund dieser Feststellung der Charakterisierung des Staubbindungsvermögens der Nase eine Korngröße des Staubes von $1\text{---}2\,\mu$ zugrunde gelegt. Wir hatten hierbei bewußt auf eine Berücksichtigung von Teilchen mit weniger als $\frac{1}{2}\,\mu$ Durchmesser verzichtet. Schon aus dem Grunde, um die Wirksamkeit von technischen Staubfiltern mit dem Staubfilter der Nase vergleichen zu können, scheint es geboten, die gleichen Korngrößen von $1\text{---}2\,\mu$ auch den Prüfungen von Staubmasken zugrunde zu legen. Die Filterwirkung einer Staubmaske wäre demnach zu charakterisieren durch den Prozentsatz des Staubes von $1\text{---}2\,\mu$ Korngrößen, der bei einem Luftdurchgang, welcher der menschlichen Atmung entspricht, von dem Filter zurückgehalten wird.

Die Forderung, daß Staubmasken Korngrößen von $1\text{---}3\,\mu$ 100%ig zurückhalten sollen, würde, wie wir das bei der Besprechung der einzelnen Filter sehen werden, über das praktisch heute sicher Erreichbare hinausgehen. In den Grundsätzen des Verbandes der Eisen- und Stahlberufsgenossenschaften wurde früher festgelegt, daß eine Staubmaske Staub von $0,1\text{---}1\,\mu$ zu 95% zurückhalten muß. Diese Festlegung erscheint unzweckmäßig, weil die Festlegung der Korngrößen, auf die Bezug genommen wird, zu ungenau ist. Korngrößen von $0,1\,\mu$ verhalten sich hinsichtlich der Absorption in Filtern grundsätzlich anders als solche von $1\,\mu$.

Eine genaue Festlegung darüber, welche Filterwirkung noch als wirksam angesehen werden kann, ist durch Versuche kaum zu gewinnen. Um das notwendige, statistisch verwertbare Material zu gewinnen, wäre es nötig, Masken verschiedener, aber genau festgelegter Filterwirkung unter ganz konstanten Arbeitsbedingungen von einer größeren Zahl von Arbeitern jahrelang tragen zu lassen. Einen Anhaltspunkt über das, was für eine Filterung praktisch notwendig ist, können wir gewinnen aus den Untersuchungen über die Filterwirkung der Nase und deren Bedeutung für die Staubkrankheiten. Eine Filterwirkung der Nase von 50 oder 60%, bezogen auf Staub einer Korngröße von $1\text{---}2\,\mu$ bietet bereits einen relativ weitgehenden Schutz gegen silikotische Erkrankungen. Bei den ältesten Arbeitern des Mansfelder Reviers mit Nasen, die 50—60% abfilterten, wurde nur sehr selten eine schwere Silicose beobachtet. Diese Arbeiter hatten jedoch fast ausnahmslos bereits „beginnende" oder „leichte" Silicosen.

Da man damit rechnen muß, daß der Arbeiter unter der Maske oft durch den Mund atmet, da man ferner damit rechnen muß, daß auch die bequemste und bestsitzende Maske gelegentlich einmal auch in der staubhaltigen Luft abgenommen wird oder sich verschiebt, so daß ungefilterte Luft eindringt, so wird man, um die Gesamtmenge des eingeatmeten Staubes möglichst herabzudrücken, die als Mindestforderung zu bezeichnende Filterwirkung lieber etwas zu hoch als zu niedrig ansetzen. Auf Grund dieser Überlegung scheint es uns richtig, *Masken mit einer Filterwirkung von weniger als 60%, bezogen auf eine Korngröße von 1—2 μ grundsätzlich als ungenügend abzulehnen. Das Tragen von Masken mit einer Filterwirkung von 60—80% kann so lange vertreten werden, als besser filternde Masken, die den Arbeiter nicht wesentlich mehr belästigen, nicht vorhanden sind. Als ausreichend würde unseres Erachtens eine Maske anzusehen sein, deren Filterwirkung bei der genannten Korngröße 80% übersteigt.* Je näher man an 100% herankommt, um so besser ist es natürlich. Es darf aber nicht vergessen werden, daß auch bei Verwendung einer Maske, deren Filter 100% des Staubes zurückhält, durch mangelhaften Sitz, gelegentliches Abnehmen usw. ein 100%iger Staubschutz noch nicht gewährleistet ist. Eine Maske, deren Filter nur 80 oder 90% zurückbehält, kann daher, wenn sie bequem zu tragen ist und über eine sichere Randabdichtung verfügt, unter Umständen einer Maske, deren Filter den Staub restlos zurückhält, in bezug auf praktische Schutzwirkung überlegen sein. Wir betonen dabei ausdrücklich, daß diese Richtlinien für mineralischen Staub gelten, nicht aber für Rauche und Nebel von hoher Giftigkeit, wie sie etwa in der chemischen Industrie auftreten können. Die Richtzahlen sind dem Stande der heutigen Maskentechnik angepaßt insofern, als sie keine unerfüllbaren Forderungen enthalten. Sollte es in Zukunft gelingen, bessere Masken zu bauen als heute, so könnten auch die Mindestforderungen verschärft werden.

Die hier aufgestellten Forderungen haben dann Gültigkeit, wenn der Beurteilung der Staubfilter eine Meßmethode zugrunde gelegt ist, welche sich ebenso wie die unserige auf einen Staub mit Korngrößen von 1—2 μ bezieht. Ist das nicht der Fall, so sind die Ergebnisse naturgemäß schwer vergleichbar. Insbesondere wird man bei Anwendung von gewichtsmäßigen Staubbestimmungsmethoden bei dem gleichen Filter wesentlich günstigere Werte erhalten, wenn der Staub teilweise aus gröberen Körnern besteht. Auch die chemische Natur des Prüfstaubes dürfte nicht völlig gleichgültig sein. So wird bei der Anwendung feuchter Filter hygroskopischer Staub höhere Filterwerte ergeben. Diese Werte entsprechen jedoch nicht den tatsächlichen Verhältnissen, da die gefährlichen industriellen Staubarten, wie Quarzstaub oder Thomasschlackenmehl nicht hygroskopisch sind.

Im Laufe der letzten Jahre sind eine Reihe von Veröffentlichungen über die Wirksamkeit von Staubmasken erschienen, von denen sich allerdings nur einige auf eigene Bestimmung der Filterwirkung stützen können. Die Ergebnisse der Untersuchungen waren meist entmutigend schlecht. Bei einem 1905 in England ausgeschriebenen Wettbewerb konnte ein Preis nicht erteilt werden, weil keiner der zur Prüfung eingereichten Respiratoren den zu stellenden Anforderungen genügte. Im Jahre 1911 fand SCHABLOWSKY, daß auch die besten der damals bekannten Masken noch 30—40% des Staubes hindurchgehen ließen, während bei den schlechteren sogar 70—80% das Filter passierten. Im gleichen Jahre erklärt BREZINA, daß Masken, die praktisch getragen werden können, mit einem ausreichenden Filtervermögen nicht existieren. Ganz ähnlich drückt sich noch 1916 der Generalbericht des „Miners Phtisis Prevention Committee" in Südafrika aus.

In Deutschland wurde durch das *preußische Handelsministerium* im Jahre 1927 ein Wettbewerb für Staubbekämpfungsmaßnahmen ausgeschrieben. Im Rahmen dieses Wettbewerbes wurden auch die damals in Deutschland gebräuchlichen Staubmasken untersucht. Dabei wurden Auszählmethoden angewendet. Die Einzelergebnisse stimmen, soweit die gleichen Masken jetzt noch angetroffen werden, hinsichtlich der Rangordnung der einzelnen Filtermaterialien mit unseren im folgenden im Zusammenhang dargestellten Ergebnissen befriedigend überein. Das zusammenfassende Urteil über die damaligen Maskenformen lautete wenig günstig. Da Normen über die zu verlangende Filterleistung nicht vorlagen und auch nicht aufgestellt wurden, so konnte nur festgestellt werden, daß diejenigen Masken, von deren Filterleistung man sich einigen Erfolg versprechen konnte, meist einen zu hohen Atemwiderstand aufwiesen.

Etwa gleichzeitig mit unseren ersten Maskenuntersuchungen entstanden die von MATHIAS und LANDWEHR. Diese Autoren maßen den Staubgehalt vor und hinter dem Filter mit dem Tyndallometer. Da bei dieser Methode auch Teilchen noch miterfaßt wurden, die bei der von uns benützten konimetrischen Methode bereits unterhalb der Schwelle liegen, so ist es verständlich, daß MATHIAS und LANDWEHR im allgemeinen etwas ungünstigere Werte erhalten als wir. Wir werden auf die als Filterleistung von MATHIAS und LANDWEHR ermittelten Prozentzahlen bei Besprechung der einzelnen Maskenformen zurückzukommen haben.

c) Der Atemwiderstand.

Wie bereits erwähnt, kann eine Staubmaske im Betrieb bei anstrengender körperlicher Arbeit nur dann getragen werden, wenn sie den Arbeiter wenig belästigt. Eine unmittelbare Beeinträchtigung der Leistungsfähigkeit des Arbeiters ist dann vorhanden, wenn der zusätzliche Atemwiderstand der Maske vom Arbeiter störend empfunden wird. Eine brauchbare Staubmaske muß demnach auch bei den größten, bei der Arbeit vorkommenden Luftgeschwindigkeiten einen Widerstand bieten, der eine bestimmte Grenze nicht übersteigt. Das erwähnte Merkblatt der Metall-Berufsgenossenschaften gibt als Richtlinie an, daß der Widerstand bei einem Luftdurchgang von 30 Litern pro Minute 10 mm Wassersäule nicht überschreiten soll. Auch in den Prospekten der einzelnen Firmen finden sich ähnliche Angaben, wobei in der Regel ein Luftdurchgang von 30 Litern pro Minute zugrunde gelegt wird.

Eine einfache Überlegung zeigt jedoch, daß dieser Wert zu niedrig ist, um den Verhältnissen bei schwerer Arbeit gerecht zu werden. Eine Ventilation von 30 Litern pro Minute entspricht an sich einer mäßig schweren Arbeit. Jedoch ist auch in diesem Falle die maximale Geschwindigkeit der Luft beim Durchgang durch das Filter offenbar bereits mehr als doppelt so groß, da die angegebene Luftmenge in der Zeiteinheit ein- und ausgeatmet werden muß, und da ferner die Geschwindigkeit des Luftstromes während eines Atemzuges allmählich ansteigt und wieder abfällt. Der Widerstand einer Maske wird aber empfunden, wenn der Luftstrom seine maximale Geschwindigkeit erreicht hat.

Fassen wir die Atemkurve als eine Sinuskurve auf, was in erster Annäherung gerechtfertigt erscheint, so ist die in der Zeiteinheit geatmete Luftmenge (L)

gleich dem Flächenintegral der positiven Halbwellen, während die maximale Luftgeschwindigkeit (a) der größten Amplitude der Sinusschwingungen entspricht. Die Integration ergibt:

$$a = \pi \cdot L.$$

Die Formel besagt, daß der maximale Luftstrom mehr als 3mal so groß ist wie die auf die Zeiteinheit durchschnittlich entfallende Luftmenge. Wenn also z. B. bei mäßiger Arbeit 30 Liter pro Minute geatmet werden, so darf die Maske auch bei einem Luftdurchgang von 100 Litern pro Minute noch keinen störenden Widerstand aufweisen. Da aber eine Ventilationsgröße von 30 Litern pro Minute für viele vorkommenden Arbeiten noch zu niedrig ist, so scheint es uns zweckmäßig, für die Beurteilung der Masken eine Luftgeschwindigkeit von 150 Litern pro Minute zugrunde zu legen.

Der Widerstand einer Maske steigt mit wachsender Luftgeschwindigkeit an, und zwar ist dieser Anstieg über ein größeres Bereich nicht mehr genau der Geschwindigkeit proportional, sondern etwas größer, ohne allerdings, wie Zangger vermutet, die Proportionalität mit dem Quadrate der Geschwindigkeit zu erreichen. Eine Maske, die bei einem Luftdurchgang von 30 Litern pro Minute einen Widerstand von 10 mm Wassersäule aufweist, hat bei 150 Litern pro Minute einen Widerstand von 60—70 mm Wassersäule. Da die Beziehung zwischen Luftdurchgang und Widerstand bei allen Masken einen grundsätzlich ähnlichen Verlauf zeigt, so wäre es an und für sich gleichgültig, welchen Luftdurchgang man der Kennzeichnung des Widerstandes zugrunde legen will. Die Tatsache aber, daß viele Masken bei einem Luftdurchgang von 30 Litern pro Minute einen Widerstand aufweisen, der mit einfachen Wassermanometern kaum mehr meßbar ist, während er bei den hohen praktisch wichtigen Luftgeschwindigkeiten noch sehr gut meßbar ist, veranlaßt uns, grundsätzlich zur Kennzeichnung einen Luftdurchgang von 150 Litern pro Minute zu verwenden.

Die Nase und der Kehlkopf bilden Widerstände, die in den Atemweg normalerweise eingeschaltet sind. Die Größe dieses Widerstandes erreicht auf der Höhe der Einatmung und Ausatmung je nach Atemfrequenz und Atemtiefe Werte von 30—70 mm Wassersäule. Sein Fehlen bei gewissen Erkrankungen der Nase wird nicht als angenehm, sondern als störend empfunden und führt im Tierexperiment zu Reaktionen von seiten des Kreislaufs (Lukow). Offenbar ist das Empfinden dieses normalen Widerstandes wesentlich für die unbewußte Kontrolle und Steuerung der Atmung. Daraus folgt, daß jede Erhöhung des Widerstandes, wie sie z. B. durch das Tragen einer Maske bedingt ist, eine Störung der normalen Atmung hervorruft. Subjektiv wird ein zusätzlicher Widerstand bereits unangenehm empfunden, wenn er nur einen Bruchteil des natürlich vorhandenen beträgt. Objektiv führt ein merkbarer Widerstand zunächst zu einer Abnahme der Atemtiefe bei unveränderter Frequenz (Simonelli). Da hiermit das Atembedürfnis nicht befriedigt wird, sinkt auch die Sauerstoffaufnahme. Hierdurch entsteht ein verstärkter Atemreiz, der zu einer Kompensation führt. Die Atemtiefe nimmt zu, damit wächst aber auch die Atemarbeit (Thiel und Quednau). Diese Zunahme geht über das physikalisch zur Überwindung des Widerstandes und durch die Erhöhung des Sauerstoffbedarfes bedingte Maß hinaus. Die Folge ist eine Rückwirkung auf den Kreislauf in Gestalt einer Erhöhung von Herzfrequenz und Blutdruck.

Auch werden die respiratorischen Schwankungen der Pulskurve größer (GIORGI). Größere Ausmaße nehmen diese Störungen bei kreislauflabilen Personen an (HÖRNICKE und BRUNS), die daher als Maskenträger wenig geeignet sind.

Wird der zusätzliche Atemwiderstand größer, so ist auch die zusätzlich notwendige Atemarbeit beträchtlich und kann schließlich nicht mehr geleistet werden. Das Atemvolumen sinkt insbesondere bei schwerer Arbeit unter das dem Sauerstoffbedarf entsprechende Maß, die Sauerstoffaufnahme sinkt entsprechend. Es kommt zu einer Vergrößerung der Sauerstoffschuld und damit zu wachsender Ermüdung bzw. bei besonders schwerer Arbeit zu vorzeitiger völliger Erschöpfung.

Es erhebt sich nun die Frage, wie hoch darf bei einem Luftdurchgang von 150 Liter/Minute der Widerstand der Maske sein, damit er auch bei schwerster Arbeit nicht mehr störend empfunden wird. Diese Frage läßt sich nur auf Grund von praktischen Versuchen mit Masken verschiedenen Widerstandes entscheiden. Wir konnten feststellen, *daß Masken, deren Widerstand bei einem Luftdurchgang von 150 Litern pro Minute 30 mm H_2O nicht übersteigt, auch bei schwerster Arbeit die Atmung nicht behindern.* Ist die Arbeit weniger schwer, so werden an die Masken in dieser Beziehung geringere Anforderungen gestellt. Bei mäßiger Arbeit können auch Masken, die bei 150 Litern einen Widerstand bis zu 50 mm haben, noch gut getragen werden, bei Körperruhe bzw. ganz leichter Arbeit auch solche, deren Widerstand 80 mm erreicht.

Mit der Aufstellung dieser Forderungen gehen wir bewußt über ältere Formulierungen —, soweit diese überhaupt exakt ausgesprochen worden sind, — hinaus. Nach unseren Erfahrungen kann eine Maske, die wie z. B. die amerikanische Universal-Industrie-Filterbüchse bei einem Luftdurchgang von 85 Liter/Minute 125 mm Widerstand hat, bei Schwerarbeit nicht getragen werden. Der von KATZ, MEITER und GIBSON für diese Luftgeschwindigkeit angegebene Höchstwert von etwa 50 mm ist ebenfalls noch zu hoch. Ebenfalls zu hoch ist es, wenn DAUTREBANDE für „normale Atmung" schon 50 mm Wassersäule zuläßt. Wenn der Ausschuß für das Grubenrettungswesen in seinen Richtlinien für Gasschutzgeräte (1925) 50 mm bei 50 Liter/Minute für zulässig erklärt, so scheint uns das für ausnahmsweise getragene Gasschutzgeräte vertretbar, keineswegs aber für Staubmasken, die dauernd getragen werden sollen. ZANGGER gestattet bei 100 Liter/Minute 40—50 mm und kommt mit dieser für Gasmasken erhobenen Forderung unserer für Staubmasken bestimmten schon recht nahe. Wir befinden uns durchaus in Übereinstimmung mit ihm, wenn er feststellt, daß „Ermüdung und damit ein Circulus vitiosus gefährlicher Art schon recht bald eintritt, wenn der Widerstand auf 60—80 mm Wasser steigt bei 8000 Liter Luft pro Stunde".

Gut mit den von uns angegebenen Werten stimmt es überein, wenn ENGLMANN und QUEDNAU bei der Untersuchung von Gasmasken finden, daß eine 3 Minuten dauernde sehr schwere Arbeit auf dem Fahrradergometer „mit ziemlicher Anstrengung noch relativ gut zu bewältigen war" bei einem Minutenvolumen der Atmung von 66 Liter/Minute und einem Druck von 72—76 mm H_2O. Die Maske dürfte bei 150 Litern Luftdurchgang einen Widerstand von etwa 40 mm gehabt haben. Zu außerordentlicher Erschöpfung und starker Cyanose führte dagegen die gleiche Arbeit unter einer Maske, für die sich aus den gemachten Angaben ein Widerstand von etwa 145 mm bei dem gleichen Luftdurchgang errechnen läßt.

d) Sonstige Bedingungen.

Neben den beiden Hauptbedingungen, die eine Staubmaske erfüllen muß, der genügenden Staubfilterung und dem genügend geringen Widerstand, sind noch eine Reihe von weiteren Forderungen an Staubmasken zu stellen, damit solche im praktischen Betrieb, namentlich bei Schwerarbeit, getragen werden können. Da diese Bedingungen [s. auch KAUFMANN (3)] von geringerem physiologischen Interesse sind, seien sie hier nur kurz gestreift.

Die Masken müssen an der Berührungslinie mit der Gesichtshaut hinreichend *dicht schließen*. Die Anforderungen brauchen in dieser Beziehung aber nicht so hoch zu sein wie etwa bei einer Gasmaske. Trotz einer relativ guten Dichtung darf die Maske *an keiner Stelle drücken*. Druckstellen führen fast immer über kurz oder lang zu einem Wundwerden der Haut. Besonders muß darauf geachtet werden, daß die Masken nicht auf dem Nasenrücken drücken. Die Dichtungslinie muß daher am knöchernen Teil des Nasenrückens verlaufen. Jeder Druck auf den knorpeligen Teil führt zu einer Behinderung der Atmung. Häufig sind Klagen über Luftmangel beim Arbeiten unter der Maske, die auf ein zu dichtes Filter bezogen werden, nicht durch dieses bedingt, sondern durch einen Druck auf den Nasenknorpel. Dieser Punkt muß daher beim Verpassen der Masken besonders beachtet werden.

Wichtig ist ferner, daß das *Gewicht* der Maske möglichst *niedrig* ist. Das preußische Handelsministerium schreibt 200 g als obere Grenze vor. Vor allem aber muß vermieden werden, daß schwerere Teile an einem Hebelarm beweglich sind und in schwingende Bewegung geraten können. Eine Konstruktion, bei welcher das Filter in einer Patrone untergebracht ist, wie das z. B. bei der deutschen Gasmaske des Weltkrieges der Fall war, ist daher für Staubmasken bei schwerer Arbeit unvorteilhaft. Besonders stark empfindet diesen Nachteil der mit dem Preßlufthammer arbeitende Bergmann, dessen Körper beim Arbeiten Erschütterungen ausgesetzt ist, so daß alle beweglichen Teile der Maske in Vibration geraten.

Wesentlich ist ferner, daß der *Totraum* der Maske möglichst *klein gehalten* wird, da andernfalls durch das Zurückatmen der Kohlensäure eine vermeidbare Belastung des Arbeitenden und eine übermäßige Steigerung der Ventilation hervorgerufen wird, die naturgemäß um so mehr ins Gewicht fällt, je größer der Atemwiderstand der Maske ist.

Eine Schwierigkeit bedeutet bei allen Masken die eintretende *Wärmestauung*. Normalerweise gibt der Mensch, namentlich bei Arbeit, von der Gesichtshaut verhältnismäßig große Wärmemengen durch Verdunstung und Strahlung ab. Die Staubmaske bildet eine Isolierschicht über einen großen Teil des Gesichts und verhindert diese Wärmeabgabe fast vollständig. Aus diesem Grunde bedeutet das Tragen einer Staubmaske an warmen Betriebspunkten stets eine sehr viel größere Belastung als an solchen von normaler Temperatur. Die Forderung, die Wärmestauung unter der Maske zu vermeiden, wird bis heute noch von keiner Maske erfüllt. Metallmasken scheinen in dieser Beziehung etwas günstiger zu sein als z. B. Gummimasken. Nach den Erfahrungen, die wir im Bergbau sammeln konnten, bedeutet das dauernde Tragen von wirksamen Staubmasken bei Temperaturen von mehr als 30⁰ und gleichzeitig schwerster körperlicher Arbeit eine unerträgliche Belastung durch die eintretende Wärmestauung.

Neben der Belästigung durch Wärmestauung ist die Belästigung durch *Schweiß* und *Kondenswasser* zu erwähnen. Bei hohen Raumtemperaturen wird zwar verhältnismäßig viel Schweiß unter der Maske gebildet, aber es schlägt sich an der Maske nur wenig Kondenswasser nieder. Umgekehrt ist es bei niedrigen Temperaturen, wo zwar wenig Schweiß abgegeben aber sehr viel Kondenswasser aus der Ausatmungsluft niedergeschlagen wird. Die praktische Erfahrung zeigt, daß die Belästigung durch Naßwerden der Maske im letzteren Falle größer ist als im ersteren.

Um Schweiß und Kondenswasser abzuleiten, sind viele Masken mit entsprechenden Einrichtungen am Kinnteil versehen. Ein Sammeltrichter, der mit Schwamm, Watte oder Faserstoff gefüllt oder auch mit einem Ablaßhahn versehen ist, bei Metallmasken auch ein kleines Loch, welches sich durch das Kondenswasser zusetzt, so daß Wasser abfließen, aber keine Luft eindringen kann, dient dem Zweck der Wasserbeseitigung. Eine einwandfreie technische Lösung scheint uns jedoch für die Beseitigung des Kondenswassers noch nicht gefunden zu sein. Starke Kondenswasserbildung ist vor allem dann unangenehm, wenn der Staub, vor dem die Maske Schutz gewähren soll, wasserlöslich ist und in gelöstem Zustand, z. B. durch alkalische Reaktion, die Haut reizt. Es kommt dann an den Dichtungslinien der Maske oft zu einem Wundwerden der Gesichtshaut (Thomasmehl).

3. Untersuchungen über die Zweckmäßigkeit einzelner Masken.

Nachdem im vorangegangenen Kapitel die Bedingungen festgelegt worden sind, denen eine Staubmaske zu genügen hat, sind wir nunmehr in der Lage, die einzelnen im Gebrauch befindlichen Maskenformen daraufhin zu untersuchen, wieweit sie den aufgestellten Bedingungen genügen. In erster Linie haben wir dabei zu untersuchen, ob die Filterung genügend ist. Nur wenn das der Fall ist, hat es Wert, zu untersuchen, ob der Luftdurchgang genügt, und erst in letzter Linie werden die weiteren Gesichtspunkte anzuwenden sein. Bei der Aufzählung der einzelnen Maskenformen vermeiden wir nach Möglichkeit Firmenbezeichnungen, da die Mehrzahl der zu beschreibenden Maskentypen in prinzipiell gleicher Weise von verschiedenen Firmen hergestellt werden und mit dem Urteil nicht eine Firma, sondern eine Masken- oder Filterart gekennzeichnet werden soll.

a) Methodisches.

Die Prüfung der Wirksamkeit eines Staubfilters muß grundsätzlich in der Weise erfolgen, daß ein staubhaltiger Luftstrom durch das Filter getrieben wird, wobei vor und nach der Passage durch das Filter eine Messung des Staubgehaltes der Luft zu erfolgen hat. Die Filterwirkung entspricht der Differenz beider Konzentrationen, ausgedrückt in Prozent der Ausgangskonzentration. Da die Filterung im höchsten Maße von der Korngröße abhängt, so können sich alle Angaben immer nur auf eine Korngröße beziehen, die demnach bei vergleichenden Messungen konstant zu halten ist.

Wir benutzten zur Untersuchung der Filter den beschriebenen Apparat zur Messung des Staubbindungsvermögens der menschlichen Nase. Das zu untersuchende Filter wurde dabei in die Vorrichtung eingebracht, die Abb. 25 zeigt. Der vom Apparat kommende Luftstrom, der bei der Nasenuntersuchung in das Nasenstück geleitet wird, tritt zum Zwecke der Filteruntersuchung bei A in die in Abb. 25 wiedergegebene Vorrichtung ein, während von B aus der Luftstrom zum Apparat wieder zurückfließt. Um konstante Bedingungen herzustellen, wurde die mit einem Thermometer versehene Einrichtung nach

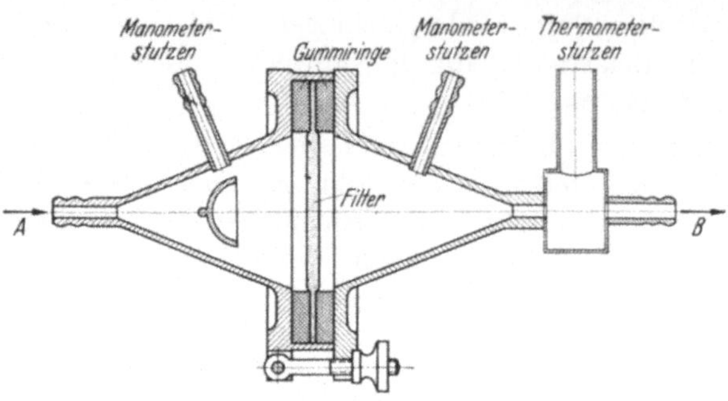

Abb. 25. Vorrichtung zum Einspannen von Filtermaterialien.

dem Einspannen des Filters in ein Wasserbad versenkt. In der Regel wurde dieses Wasserbad auf eine Temperatur von 29° erwärmt. Das Thermometer ermöglichte, festzustellen, ob die ganze Vorrichtung und damit auch die durchströmende Luft diese Temperatur angenommen hatte. Die Temperatur von 29° wurde gewählt, weil bei dieser Temperatur der Apparat unter den gleichen Bedingungen arbeitet, wie das bei der Messung des Staubbindungsvermögens der Nase der Fall ist.

Da die Luft im Apparat vor dem Durchgang durch das Filter eine auf 37° erwärmte Waschflasche passiert, erfolgt die Staubabsorption durch die untersuchten Filter aus einem Luftstrom, dessen relative Feuchtigkeit bei 100% liegt. Diese Bedingungen entsprechen in bezug auf Temperatur und relative Feuchtigkeit nicht den Bedingungen, unter denen die Staubfilter normalerweise arbeiten. Durch Vergleichsversuche bei niedrigeren Temperaturen und geringerer Feuchtigkeit der Luft, die wir mit verschiedenen Filtern durchführten, haben wir uns aber überzeugt, daß durch einen Wechsel von Temperatur und Luftfeuchtigkeit innerhalb der praktisch vorkommenden Grenzen eine über die Fehlerbreite der Methode hinausgehende Verschiebung der Filterwirkung nicht eintritt. Wir zweifeln daher nicht daran, daß die gefundenen Filterwerte ein richtiges Bild der in der Praxis für die einzelnen Filterstoffe anzunehmenden Filterwirkungen geben.

Da dieses Verfahren inzwischen von FABER angegriffen worden ist, ist es notwendig, die Durchführung dieser Vergleichsversuche etwas näher zu schildern. Die Schwierigkeit liegt darin, daß mit Konimetern nur dann exakt vergleichbare Messungen durchgeführt werden können, wenn die physikalischen Bedingungen, unter denen die Staubniederschlagung erfolgt, dieselben sind. Es müssen also die Temperatur des Konimeters sowie die Feuchtigkeit und die Temperatur der Luft bei den beiden zu vergleichenden Messungen gleich sein. Durch die von uns gewählte Anordnung wird das erreicht. Es wird aber ebenso erreicht, wenn die Temperatur der ganzen Apparatur auf ein entsprechendes niedriges Niveau gebracht wird. Es zeigt sich, daß hierdurch eine Änderung der Filterwirkung nicht eintritt. Schwieriger war es, Messungen bei einer nicht mit Wasserdampf gesättigten Luft vorzunehmen. Wir machten das in der Weise, daß die Luft zunächst bei dem ersten Konimeter wasserdampfgesättigt vorbeifloß. Die Passage durch das Filter geschah unter einer erhöhten Temperatur, so daß die relative Feuchtigkeit der Luft an dieser Stelle herabgesetzt war. Vor dem Erreichen des zweiten Konimeters wurde dann die Luft wieder entsprechend abgekühlt und, um sicher zu gehen, daß sie an der zweiten Meßstelle wieder gesättigt ist, nochmals über Wasser geleitet. Mit dieser reichlich komplizierten Einrichtung erhielten wir Werte, die nicht in einer bestimmten Richtung von den Ergebnissen der Originalmethoden abwichen. Wie groß die Fehlerbreite der Methode ist, hätte Faber leicht aus den zahlreich wiedergegebenen Einzelmessungen ersehen können.

Die Filterfläche, die in der Meßeinrichtung benutzt wurde, betrug 20 qcm bei einer Durchströmung von 6 Litern pro Minute bzw. von 0,3 Litern pro Quadratzentimeter. Zur Erzielung eines größeren Luftdurchtrittes durch die Flächeneinheit des Filters wurde die Filterfläche durch vorgelegte Blenden auf 3 qcm verkleinert, der Luftdurchgang hiermit auf 2,1 Liter pro Minute und Quadratzentimeter erhöht. Beim praktischen Gebrauch der Masken schwankt, wie wir gesehen haben, der Luftdurchgang in weiten Grenzen, die durch die Größe der Filterfläche einerseits, den Umfang der Atmung andererseits bestimmt sind. Das dem Gipfel der Einatmungskurve entsprechende Maximum der Luftgeschwindigkeit dürfte bei Masken mit verhältnismäßig kleiner Filterfläche einen Luftdurchgang von 3—4 Liter pro Minute und Quadratzentimeter bedeuten.

Bei der Untersuchung mancher Masken erscheint es wünschenswert, als Ergänzung zu den Untersuchungen des Filtermaterials, Messungen über die Leistung der gesamten Maske anzustellen, da in mehreren Masken verschiedene Filtermaterialien kombiniert sind, oft auch der Maskenkörper selbst aus Filtermaterial besteht oder aber die Frage der Randabdichtung der Filter eine nicht unwesentliche Rolle spielt. In allen diesen Fällen konnte die in Abb. 25 wiedergegebene Meßeinrichtung kein Bild von den tatsächlichen in der Maske gegebenen Verhältnissen liefern. Es wurden daher besondere, der jeweiligen Maskenform angepaßte Einrichtungen geschaffen, die es ermöglichten, die ganze Maske in eine, im wesentlichen aus zwei Trichtern bestehende Einrichtung einzuspannen.

Die Messung der Filterwirkung bei verschiedenem Luftdurchgang ergab verhältnismäßig sehr geringe Unterschiede. So erhöhte z. B. die Zunahme der Durchströmung von 0,3 Liter pro Quadratzentimeter und Minute auf 2,1 Liter pro Quadratzentimeter und Minute die Staubabsorption eines Wattefilters von 59 auf 69% bei Verwendung von Quarzstaub und entsprechend von 52 auf 64% bei Verwendung von Thomasmehl. Wenn im folgenden zur Kennzeichnung des Filtermaterials nur ein Wert genannt ist, so bezieht sich dieser stets auf einen Luftdurchgang von 0,3 Liter pro Minute und Quadratzentimeter und auf Quarzstaub mit einer Korngröße von 1—2 μ.

Gegen unsere Methode erhebt Faber eine Reihe von Einwendungen. So schreibt er, daß die Prüfung in einem stetig fließenden Luftstrom das wahre Verhalten eines Filters nicht wiedergeben könne, da bei einem stetig fließenden Luftstrom die Bedingungen für einen allmählichen „Aufbau" des Filters günstiger seien als bei einem intermittierenden oder sogar hin und her pendelnden Luftstrom. Unter dem „Aufbau" eines Filters ist dabei die allmähliche Zunahme der Filterleistung durch das Absetzen gröberer und feinerer Teilchen zu verstehen. Diese Bemerkung von FABER ist zum mindesten theoretisch berechtigt, trifft aber keineswegs grundsätzlich die von uns verwendete Methode, da man ja nur die Pumpe des Apparates abwechselnd ein- und auszuschalten braucht, um bei der Prüfung einen intermittierenden Luftstrom zu erhalten. Praktisch wichtiger als ein derartiges Verfahren scheint es uns allerdings, den Aufbau eines Filters bzw. seine Veränderungen während des Tragens unter wirklichkeitsnahen Verhältnissen zu studieren. Wir haben daher des öfteren den Weg gewählt, Filter, die unter genau kontrollierten Bedingungen bei Staubarbeit getragen wurden, in unsere Meßeinrichtung einzuspannen, um sie mit neuen Filtern gleicher Art zu vergleichen. Da hierbei neben der Verstaubung des Filters auch die Feuchtigkeitsverhältnisse eine große Rolle spielen, sind wir so weit gegangen, die getragenen Masken an der Arbeitsstelle in luftdicht verschlossene Büchsen zu bringen, die erst unmittelbar vor der Prüfung geöffnet wurden.

Ein weiterer Einwand von FABER richtet sich dagegen, daß bei uns nur die Filter bzw. Teile der Filter geprüft werden, nicht aber die ganze Maske als solche. Dieser Einwand trifft wohl für unsere erste, über diesen Gegenstand erschienene Veröffentlichung zu, nicht aber für unsere ungefähr gleichzeitig mit der FABERschen erschienene Veröffentlichung (9), in der die oben erwähnte Vorrichtung zur Prüfung ganzer Masken bereits geschildert wurde.

Wir verzichten darauf, auf die Theorie der Staubfilter einzugehen und an Hand der gewonnenen Werte den physikalischen Mechanismus der Staubabscheidung in den einzelnen Filtermaterialien zu untersuchen. Eine Darstellung dieser Dinge ist kürzlich durch KAUFMANN (2) erfolgt. So wertvoll theoretische Betrachtungen über den Staubabscheidungsmechanismus, z. B. für das Auffinden von neuen, besseren Filtermaterialien sind, so wird man für die praktische Beurteilung der Filter sich doch an die direkten Messungen der Filterwirkung unter wirklichkeitsnahen Bedingungen halten und diese der Beurteilung zugrunde legen. Das ist um so mehr der Fall, als es bis heute noch nicht möglich gewesen ist, alle für die Staubabscheidung wichtigen physikalischen Vorgänge quantitativ zu erfassen.

Die Bestimmung des Luftwiderstandes der Filterstoffe erfolgte gelegentlich der Messung der Staubbindung mit der in Abb. 25 wiedergegebenen Apparatur. Mit dieser Vorrichtung konnte der „spezifische Luftwiderstand‘‘, d. h. der Widerstand der Flächeneinheit des betreffenden Filtermaterials ermittelt werden. Für die praktische Beurteilung der Maske kommt es jedoch auf diese Größe weniger an als auf den Widerstand, den die Maske als Ganzes bietet. Ein hoher spezifischer Widerstand des Filtermaterials kann durch entsprechend große Ausdehnung der Filterfläche völlig ausgeglichen werden. Zur Untersuchung des Widerstandes, den die Maske als Ganzes bietet, wurde diese einem Modellkopf aufgesetzt, durch dessen Mund ein Luftstrom gesaugt wurde, der bis auf 150 Liter pro Minute gesteigert werden konnte. Aus dem Innenraum der Maske wurde ein Röhrchen zu einem Wassermanometer geführt, das es gestattete, den Druck abzulesen.

b) Ergebnisse der Untersuchung.

Die einfachsten im Gebrauch befindlichen Maskenformen sind Atemschützer, die so gebaut sind, daß die gesamte Oberfläche der Maske als Filter wirksam ist. Als Filtermaterial kommt hierfür Schwammgummi in Frage. Die Masken werden durch Bänder am Kopf festgehalten und tragen zum Teil Metallbügel zur Versteifung. Ein Beispiel bringt Abb. 26. Bei allen Masken dieser Art hat die als Filter wirkende Schwammgummischicht ungefähr eine Dicke von 1 cm, die Porenweite des Schwammgummis wechselt, liegt aber in der Regel zwischen 0,5 und 1,5 mm. Der Atemwiderstand, den derartige Masken bieten, ist sehr gering. Bei einem Luftdurchgang von 150 Liter pro Minute fanden wir Werte zwischen 5 und 10 mm H_2O. Es sind das die niedrigsten Werte, die überhaupt bei irgendwelchen Atemschützern auftreten. Der geringe Widerstand, das geringe Gewicht der Maske, der bequeme Sitz und nicht zuletzt der geringe Preis sind wohl der Grund dafür, daß diese einfachen Atemschützer aus Schwammgummi auch heute noch viel getragen werden.

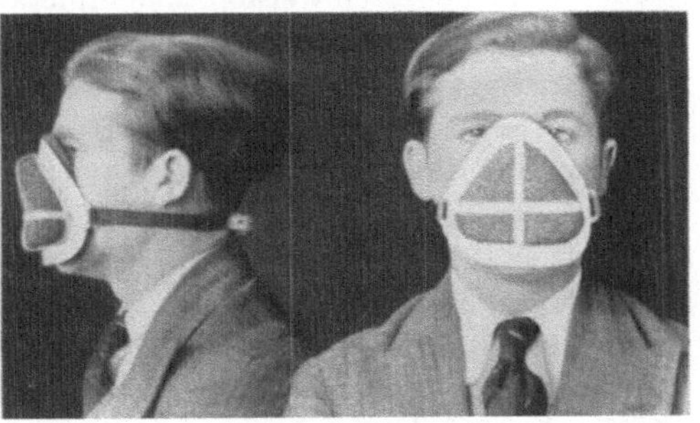

Abb. 26. Atemschützer aus Gummischwamm, Filterleistung ungenügend.

Wir führten eine große Anzahl von Filtermessungen an Schwammgummi verschiedener Herkunft und verschiedener Porenweite durch und fanden hier im einzelnen etwas wechselnde Werte. Einige Beispiele davon bringt Tabelle 19. Werte von der gleichen Größenordnung haben auch MATHIAS und LANDWEHR bei entsprechenden Masken gefunden. Nur bei einem besonders feinporigen Schwamm erhielten sie höhere Werte.

Auffallend ist, daß bei völlig fabrikneuem, trockenem Schwammgummi, der noch nie benetzt war, die Staubbindung verhältnismäßig am besten ist. In einzelnen Fällen fanden wir hier Werte von mehr als 40%.

Tabelle 19. Material: Schwammgummi etwa 1 cm stark.

		Konzentration des Staubes in 1000/ccm	Filterleistung in %	
			Einzelwert	Durchschnitt
1	Neu, feucht	4,9	3,8	
		5,5	3,7	5,9
		3,9	9,2	
		3,6	7,1	
2	Neu, feucht	7,3	34,9	
		8,1	17,1	24,9
		7,5	29,7	
		5,9	18,1	
3	Alt, feucht	3,0	9,7	
		5,7	6,0	8,0
		5,7	11,0	
		2,7	5,4	
4	Alt, feucht	5,1	21,0	
		5,8	22,0	21,2
		6,1	25,0	
		4,7	16,8	
5	Neu, trocken	4,1	34,4	
		4,5	39,5	41,6
		3,9	53,2	
		4,4	39,4	
6	Der gleiche Schwamm wie Nr. 5, aber feucht . .	6,6	24,3	
		8,1	7,2	12,2
		9,1	15,4	
		6,0	1,8	

Da man früher annahm, daß feuchter Schwammgummi Staub besser zurückhält als trockener, so wurde bisher von den Herstellerfirmen meist vorgeschrieben, die Schwammgummimasken anzufeuchten. Unsere Messungen zeigen, daß diese Annahme durchaus falsch ist. Durch Anfeuchten wird die Filterwirkung nicht verbessert, sondern beträchtlich herabgesetzt. Die Filterwirkung feuchter Masken ist so gering, daß selten mehr als 20% eines Staubes von $1\,\mu$ Korngröße zurückgehalten werden. Die mineralogische Zusammensetzung des Staubes spielt dabei keine grundsätzliche Rolle.

Neuerdings wird unter dem Eindruck der von uns durchgeführten Messungen von den Herstellerfirmen vielfach die Vorschrift des Anfeuchtens fallengelassen und empfohlen, die Masken trocken zu benützen. Der Vorteil, der hierdurch erreicht werden kann, ist nur gering. Einmal ist auch die maximal erreichbare Staubbindung von etwa 40% noch viel zu niedrig. Außerdem kann nur ganz kurze Zeit mit einem solchen Wert gerechnet werden. Durch die Ausatmungsluft werden die Masken schon nach kurzer Zeit so stark angefeuchtet, daß wiederum nur die Werte zugrunde gelegt werden können, die für feuchten Schwammgummi gelten. Der Einbau eines Ausatmungsventils, wie er vorgenommen worden ist, kann hieran nur wenig ändern, da der Widerstand, den die Maskenfläche dem Ausatmungsstrom entgegensetzt, so gering ist, daß stets nur ein Teil der Ausatmungsluft durch das Ventil, der Rest aber durch die Maskenfläche austritt. Eine allmähliche Befeuchtung des Filters ist daher nicht zu vermeiden.

Der Befund, daß feuchter Schwammgummi Staub noch schlechter bindet als trockener, scheint grundsätzlich wichtig für das Verständnis der Staubfilterung überhaupt. Der Weg, den die Luft durch den Schwammgummi nimmt, bildet eine Aneinanderreihung mehr oder weniger kugelförmiger Hohlräume, deren Durchmesser bei 1 mm liegt. Vergegenwärtigen wir uns, daß die Staubteilchen eine Größe von 1—2 tausendstel Millimeter haben, so ist es nicht verwunderlich, daß die meisten von ihnen das Filter ungehindert passieren. Bestimmend für den Grad der Staubbindung dürfte sein, ob die Teilchen, die infolge Ausschleuderung durch Wirbelbildung in den einzelnen Räumen die Wand berühren, an dieser festgehalten werden. Eine Benetzung der Wand fördert offenbar dieses Festhalten nicht, sondern erschwert es. Die Oberfläche des trockenen Gummis weist kleinste Unregelmäßigkeiten und Rauhigkeiten auf, an denen Teilchen, die in Berührung mit der Wand geraten, leicht hängenbleiben können. Bei dem feuchten Schwammgummi sind die kleinsten Unebenheiten durch Wasser ausgefüllt; an die Stelle der rauhen Gummifläche ist eine glatte Wasser-Luftgrenzfläche getreten. Die lebendige Energie, welche den Staubteilchen durch die Wirbelung erteilt wird, reicht offenbar nicht aus, um die Wasseroberfläche zu durchschlagen. Ein Klebenbleiben an der feuchten Oberfläche kann aber erst dann eintreten, wenn die lebendige Energie der Staubteilchen groß genug ist, um die Oberflächenspannung an der Wasser-Luftgrenzfläche zu überwinden.

Die Richtigkeit dieser Auffassung wurde durch folgende Versuche gestützt. Eine Schwammgummiplatte wurde mit einer stark klebenden Mischung, wie sie z. B. als Fliegenleim Verwendung findet, getränkt. Es zeigte sich, daß die Staubbindung hierdurch nicht verbessert wurde. Es kommt also für die Staubbindung in derartigen Fällen nicht, wie man leicht vermuten könnte, darauf an, daß Staub auf eine stark klebende Oberfläche gebracht wird, sondern es kommt darauf an, daß der Staub in der Lage ist, die Oberfläche zu durchschlagen. Wurden Schwammgummiplatten mit Flüssigkeiten niedriger Oberflächenspannung, z. B. Benzol, Alkohol, Äther u. dgl. getränkt, so war die Staubbindung nicht nur besser als bei Schwammgummi, der mit Wasser befeuchtet war, sondern auch besser als bei trockenem Schwammgummi. Es wurden hierbei Staubbindungswerte bis zu 60% erreicht. Leider sind diese Fragen vorläufig nur von theoretischer Bedeutung, da ein für den praktischen Gebrauch geeignetes Tränkungsmittel nicht zur Verfügung steht.

Auf Grund der Feststellung, daß für die Staubbindung in feuchtem Schwammgummi die lebendige Kraft der wirbelnden Teilchen eine Rolle spielen muß, läßt sich von vornherein vermuten, daß die Filterleistung stark von der Teilchengröße abhängig sein muß. Um diese Abhängigkeit festzustellen, verwandten wir Staub, der Korngrößen von 0,5—16 μ enthielt. Wir bestimmten durch Auszählen im Mikroskop die Zahl der Teilchen der einzelnen Größenordnungen vor und nach der Passage durch das Filter. In Tabelle 20 sind die Ergebnisse der Messungen an vier Schwammgummimasken wiedergegeben.

Für jede Teilchengröße ist der prozentuale Anteil der einzelnen Korngrößen vor und nach der Passage durch das Filter angegeben. Dann ist unter Berücksichtigung der Tatsache, daß die gesamte Staubkonzentration hinter dem Filter um den Betrag der absorbierten Menge kleiner ist als vor dem Filter, für jede einzelne Korngröße berechnet, wieviel Prozent zurückgehalten

Tabelle 20.

Masken	Korngrößen μ					
	0,5	0,5—1	1—2	2—4	4—8	8—16
I.						
Vorher in %	29	29,5	27,0	9,5	3,5	1,0
Nachher in%	41	41,0	15,8	2,5	0,25	—
Filterleistung in % .	0	0	56	75	95	100
II.						
Vorher in %	26	33,0	27,0	10,0	3,0	1,0
Nachher in % . . .	34	39,5	23,5	2,5	0,5	—
Filterleistung in % .	0	1	28	73	90	100
III.						
Vorher in %	32	38,0	21,0	5,3	3,5	0,25
Nachher in % . . .	47	40,5	10,5	1,75	—	—
Filterleistung in % .	0	28	69	78	100	100
IV.						
Vorher in %	35	40	17,5	5,0	1,5	0,5
Nachher in % . . .	42	41	15,0	2,0	0,25	—
Filterleistung in % .	12	24	50	73	87	100
Durchschnitt I—IV	3	13	51	75	93	100

werden. Diese Werte sind unter der Bezeichnung „Filterwirkung in Prozent" in die Tabelle eingetragen. Zuletzt ist ein Durchschnitt der bei den vier Masken erhaltenen Werte berechnet worden. Die Durchschnittszahlen zeigen, daß von den Teilchen bis zur Größe von 1 μ nur verschwindend wenig festgehalten werden. Bereits bei der Größenordnung 1—2 μ ist der Anteil jedoch beträchtlich größer. Wenn sich in der Tabelle für die Größenordnung 8—16 μ sogar eine 100%ige Absorption ergibt, so darf dieser Befund nur vorsichtig ausgewertet werden, da die Menge so großer Teilchen in dem verwendeten Staub nur sehr gering war.

Für die praktische Verwendung der Schwammgummimasken müssen wir davon ausgehen, daß in den Betrieben, in denen mineralischer Staub durch die Maske zurückgehalten werden soll, Korngrößen von 0,5—3 μ die Hauptrolle spielen. Größere Teilchen erhalten sich nur unter besonderen Bedingungen schwebend und gelangen, wenn sie eingeatmet werden, kaum bis in die Lungenalveolen. Für alle diese Betriebe, vor allem für *solche Betriebe,* in denen *Silicosegefahr besteht,* müssen daher *Schwammgummimasken als unbrauchbar abgelehnt werden.* Schwammgummimasken können möglicherweise einen genügenden

Schutz bieten, wenn es sich um Staubsorten handelt, deren Korngröße 10 μ nicht unterschreitet. Derartige Verhältnisse können z. B. bei organischen Staubsorten gegeben sein. Da jedoch in diesem Falle das spezifische Gewicht, die Form der Staubkörnchen und ähnliche Faktoren eine große Rolle spielen, so sind Spezialuntersuchungen für den einzelnen Fall notwendig.

Um die Filterwirkung der Schwammgummimaske zu erhöhen, hat man in die Maske eine Einlage aus einer fließpapierähnlichen Pappe eingesetzt. Bei Verwendung dieses Einsatzes wirkt der Schwammgummi nur noch als Vorfilter zum Abfangen der gröberen Teilchen, während die feineren Teilchen in dem Filtereinsatz haften bleiben sollen. Tatsächlich wird durch diese Maßnahme eine wesentliche Verbesserung der Filterwirkung erreicht. Wir fanden bei der Untersuchung des Materials, aus dem der Einsatz gefertigt wird, eine Staubbindung von 76%. Die Masken wären also, entsprechend der oben angegebenen Einteilung, als „bedingt brauchbar" anzusehen. Durch den Einsatz wird jedoch der Atemwiderstand der Maske wesentlich erhöht. Wir fanden bei einer solchen Maske einen Widerstand von 67 mm, bei einem Luftdurchgang von 150 Litern pro Minute. Die Maske ist daher nach unseren Erfahrungen für schwere Arbeit nicht mehr brauchbar. Ein weiterer Nachteil, der im praktischen Gebrauch eine Rolle spielen dürfte,

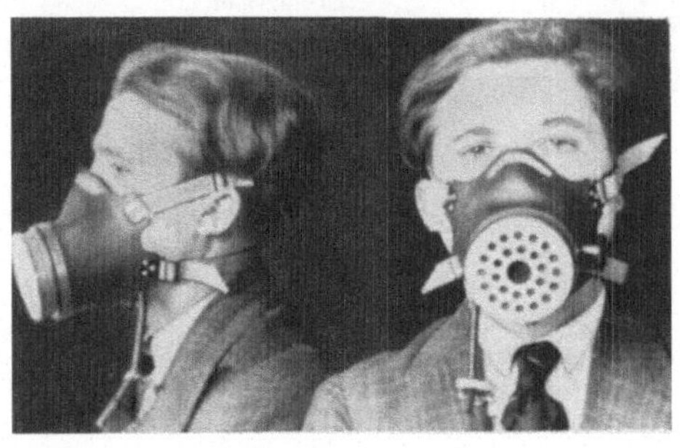

Abb. 27. Einsatzmaske.

besteht darin, daß beim längeren Tragen die fließpapierartige Filtermasse sich mit Wasser vollsaugt. Hierdurch fallen allmählich immer größere Teile für den Luftdurchgang aus, so daß der Atemwiderstand stetig ansteigt.

Die große Mehrzahl aller als Staubschützer verwendeten Masken besteht aus einem Maskenkörper, der aus einem luftundurchlässigen Material gefertigt ist, in das Filter verschiedener Größen und verschiedenen Materials eingesetzt werden. Der Filter selbst befindet sich in einer Büchse, die bei manchen Masken aus dem Maskenkörper leicht herausnehmbar ist, bei anderen in fester Verbindung mit ihm steht. Da die Größe des Atemwiderstandes ceteris parribus von der Größe der Filterfläche abhängt, ist man bestrebt, diese möglichst groß zu machen. Einige Firmen haben aus diesem Grunde 2 Filterkapseln angebracht und dadurch eine Halbierung des Widerstandes erreicht. Der Maskenkörper ist entweder aus Metall oder aus einem nachgiebigen Material wie Gummi oder imprägnierter Leinwand hergestellt (s. Abb. 27). Die starren Masken bieten den Vorteil, daß auch bei verhältnismäßig schwerem Filter ein Hin- und Herpendeln des Filtereinsatzes, das namentlich bei schwerer Arbeit lästig werden kann, vermieden wird, ein nicht zu unterschätzender Vorteil der Metallmasken ist auch die bessere Entwärmung. Sie haben aber den Nachteil, daß besondere Dichtungseinlagen (meist ein luftgefüllter Gummischlauch) notwendig sind, um den Lufteintritt an den Rändern der Maske zu verhindern.

Den wichtigsten Teil dieser Masken bilden die einzusetzenden Filter, die maßgebend sind nicht nur für die Güte der Staubabscheidung, sondern auch für die Größe des Atemwiderstandes. Die Filterfläche ist meist rund und hat einen Durchmesser von 6—8 cm. Als Filtermaterial findet seit jeher *Watte* vielfach Verwendung. Die Wirksamkeit von Wattefiltern in bezug auf die Staubbindung ist je nach der Dicke der Watteschicht und dem Grad der Kompression der Wattefasern recht verschieden. Grundbedingung ist, daß für die Masken Wattescheiben verwendet werden, die genau in die Filterbüchse hineinpassen. Im praktischen Betrieb sieht man häufig, daß nicht passende Einlagen oder beliebig zusammengeknüllte Wattestücke Verwendung finden. Es liegt auf der Hand, daß solche Wattefilter wertlos sind, da die Luft durch die Zwischenräume ungefiltert hindurchgeht.

Die in Tabelle 21 niedergelegten Zahlen beziehen sich ausschließlich auf fabrikneue, für die Verwendung in Staubmasken gelieferte Wattefiltereinlagen. Mit zunehmender Einstaubung steigt die Filterleistung der Wattefilter zunächst etwas an, um bei sehr hohem Staubgehalt wieder abzunehmen. Die Zunahme infolge „Aufbaues" des Filters beträgt etwa 5 bis höchstens 10% und wird durch eine relativ größere Zunahme des Widerstandes erkauft. Nach MATHIAS und LANDWEHR kann bei nicht präparierter (also wohl fettfreier) Watte das Nachlassen der Filterfähigkeit schon sehr schnell eintreten. Im Durchschnitt rechnen diese Autoren bei Wattefiltern mit einer Leistung von etwa 50%. Der große Unterschied zwischen

Tabelle 21. Filtermaterial: Watte.

		Filterleistung in %		Widerstand bei 150 l/min mm H₂O
		Einzelwert	Durchschnittswert	
1	Einfaches Wattefilter . . .	38 26 39 32 31	33	~ 30
2	Wie 1, aber durch mehrstündiges Tragen angefeuchtet	43 28 44	38	~ 45
3	Wie 1, aber stark eingestaubt	43 18 21 40	30	—
4	Wattefilter, dichter als 1 .	49 34 53	44	~ 40
5	Wie 4, aber doppelte Schicht	66 68 61 61	64	~ 80
6	Nicht entfettete Watte . .	71 63 73 78	71	40
7	Wie 6, aber doppelte Schicht	87 82 87 84	85	84
8	Kunstseidenfilter, ölgetränkt	61 60 60 66 51	59	34

den einzelnen Filtern ist vor allem bedingt durch die verschiedene Dicke bzw. Dichte der Lagerung.

Nr. 6 und 7 der Tabelle beziehen sich auf ein Wattefilter aus nicht entfetteter Watte. Offenbar haftet an der leicht fettigen Oberfläche der Staub besser als an der gereinigten Wattefaser, so daß hier eine Staubbindung von etwa 70% erreicht wird. Bei Verdoppelung der Schicht werden sogar 85% erreicht. Leidlich hohe Werte für die Staubbindung zeigt auch ein mit Öl getränktes Wattefilter, das nicht aus Baumwolle, sondern aus Kunstseidefasern besteht, die feiner sind als Baumwollfasern.

In die Tabelle eingetragen sind weiterhin die Zahlen für den Atemwiderstand der Maske bei einem Luftdurchgang von 150 Litern pro Minute. Die Zahlen zeigen, daß der besseren Filterwirkung im allgemeinen der höhere Widerstand entspricht. Ein einfaches, nicht entfettetes Wattefilter (Nr. 6 der Tabelle 21), das man nach dem Staubbindungsvermögen als „bedingt brauchbar" bezeichnen könnte, hat bereits einen Widerstand von 40 mm H_2O und liegt damit schon über dem für schwerste Arbeit zulässigen Maximum. Der Widerstand eines doppelten Wattefilters ist bereits viel zu groß für schwere Arbeit. Günstiger ist das Verhältnis zwischen Staubbindung und Widerstand bei dem Kunstseidefilter.

Wattefilter haben den Nachteil, daß ihr Widerstand bei starker Verstaubung verhältnismäßig rasch zunimmt. Die Filter müssen daher oft ausgewechselt, oder es muß ihre obere Schicht entfernt werden. Um das zu ermöglichen, sind neuerdings bei gewissen Maskenformen mehrere Lagen von Gaze angebracht, die in bestimmten Zeitabständen entfernt werden müssen. Die Gazelagen haben auf die Filterung des feinen Staubes an sich wenig Einfluß, halten aber den groben Staub recht gut zurück und verhindern dadurch die rasche Verstaubung der eigentlichen Filterschicht. Bei einer derartigen Maske (Nr. 8 der Tabelle 21) fanden wir nach einer Tragezeit von 5 Stunden unter Tage, in welcher Zeit von den 6 Deckblättern allmählich 5 entfernt wurden, den Widerstand auf 51 mm, die Filterfähigkeit auf 65,6% angewachsen. Waren die Deckblätter nicht entfernt, so stieg in der gleichen Zeit der Widerstand auf 65 mm, die Filterung auf 66,6%. Mehrere Maskenkonstrukteure verfahren in der Weise, daß sie als Feinfilter fließpapierartiges Material verwenden, dem, um allzu schnelles Verstauben zu vermeiden, ein Wattefilter als Vorfilter vorgeschaltet wird. Bei dieser Anordnung macht sich die schnelle Widerstandszunahme mit wachsender Einstaubung besonders unangenehm bemerkbar. Wir sahen bei einem solchen Filteraggregat den Widerstand, der anfangs 60 mm betrug, nach Aufnahme von 1 g Staub auf 134 mm, nach Aufnahme von 2 g sogar auf 198 mm ansteigen. Eine Aufnahme von 1 g Staub entspricht bei höherem Staubgehalt der Luft und schwerer, zu starker Steigerung der geatmeten Luftmenge führender Arbeit etwa einer Arbeitszeit von 5 Stunden. Das Auswechseln bzw. Entfernen von Filtern oder von Teilen der Filter bringt namentlich für die „rauhen Betriebe", wie Bergbau usw., den Nachteil mit sich, daß der Arbeiter die zarten Filterplatten öfters anfassen muß. Die Folge davon ist, daß sie sehr oft beschädigt oder unsachgemäß in die Filterbüchse eingelegt werden.

Zusammenfassend können wir feststellen, daß sich mit Hilfe von Watte und ähnlichem Material eine zur Not genügende Staubbindung erreichen läßt. Die Höhe des Widerstandes und die Empfindlichkeit der Filter macht sie jedoch ungeeignet für schwerste Arbeit und wenig geeignet für „rauhe" Betriebe.

Die große Empfindlichkeit der Wattefilter hat den Anstoß gegeben, nach anderen Filtermaterialien zu suchen. Als solches kommt z. B. *Naturschwamm* in Frage. Als Filter wird ein in einem Beutel von durchlässigem Stoff eingenähter Schwamm benutzt, der in trockenem Zustand annähernd scheibenförmig ist und eine Dicke von 2—3 cm hat. Diese Schwämme werden so fest in den Maskenkörper eingesetzt, daß sie beim Feuchtwerden nur wenig quellen können.

Da gewöhnlicher Naturschwamm in seiner Beschaffenheit stark wechselt und meist ungleichmäßig verteilte größere Löcher aufweist, so wird von anderen Firmen ein besonders gleichmäßiger feinporiger Schwamm bevorzugt und in runden, etwa $^1/_2$ cm stark geschnittenen Scheiben verwendet. Dieses Material ist makroskopisch einigermaßen gleichmäßig und kann in die gleichen Filterbüchsen eingelegt werden wie die besprochenen Wattefilter. Tabelle 22 bringt die Ergebnisse von Messungen des Staubbindungsvermögens bei verschiedenen Schwammfiltern.

Nr. 1—3 sind in Beutel eingenähte Naturschwämme, Nr. 4—7 die erwähnten Scheiben. Wir machen zunächst wieder die gleiche Beobachtung wie bei Gummischwamm, daß nämlich die Staubbindung in trockenem Material wesentlich besser ist als in feuchtem. Die Gründe dürften die gleichen sein wie beim Schwammgummi. Durch die Benetzung werden die feinen Rauhigkeiten, an denen der Staub haften bleibt, mit einer glatten Oberfläche überzogen und daher als Staubfänger unwirksam. Leider kommt bei der Mehrzahl der gebräuchlichen Maskenkonstruktionen nur der für feuchte Schwämme geltende Wert praktisch in Frage. Wir konnten uns davon überzeugen, daß bei Pendelatmung selbst dann, wenn der Schwamm völlig trocken in die Maske eingesetzt wird, nach längstens 1 Stunde schwerer Arbeit die Anfeuchtung durch die Ausatmungsluft so weit fortgeschritten ist, daß die Staubbindung auf den in der Tabelle für feuchte Schwämme angegebenen Wert absinkt. Der Atemwiderstand ist bei Naturschwammmasken verhältnismäßig sehr gering. Er liegt bei trockenen

Tabelle 22. Filtermaterial: Naturschwamm.

		Konzentration des Staubes in 1000/ccm	Filterleistung in %	
			Einzelwert	Durchschnittswert
1	a) Trocken	8,2	44	
		6,1	39	44
		6,7	50	
	b) Feucht	6,3	40	
		8,1	38	39
		6,8	41	
		9,9	36	
2	a) Trocken	4,7	81	
		4,7	70	79
		5,5	85	
		5,9	82	
	b) Feucht	9,3	40	
		8,9	45	38
		7,5	34	
		7,1	35	
3	a) Trocken	4,2	62	
		3,8	53	54
		4,4	48	
	b) Feucht	8,7	29	
		10,0	29	24
		6,4	20	
		8,2	18	
4	Scheibe trocken	7,6	50	
		3,0	46	39
		2,6	26	
		2,1	35	
5	Wie 4, aber doppelt	2,3	64	
		2,7	37	54
		4,7	63	
		2,6	52	
6	Wie 4, aber feucht	3,5	0	
		5,3	18	13
		2,9	22	
7	Wie 5, aber feucht	2,9	10	
		2,4	29	
		2,2	28	24
		4,5	21	
		5,8	32	
8	Grob- und Feinscheibe je 1 cm	59,6		
	Trocken	59,2		
		60,7		61,1
		60,3		
		65,5		
9	Wie 8, aber feucht	55,1		
		55,3		
		53,7		54,7
		54,5		
		55,1		

Schwämmen etwa bei 15—17 mm bei 150 Liter/Minute Luftdurchgang und steigt mit wachsender Anfeuchtung und Verstaubung bis auf etwa 30—40 mm an.

Wird bei Naturschwammasken durch die Anbringung von Ausatmungsventilen und Atemrückschlagklappen (Einatmungsventilen) der Ausatmungsluftstrom gehindert, durch den Schwamm hindurchzufließen, so wird zwar ein Feuchtwerden des Schwammes nicht völlig vermieden, jedoch so stark verlangsamt, daß im Laufe einer Schicht die Herabsetzung der Filterfähigkeit in mäßigen Grenzen bleibt. Die gleichzeitig meist stattfindende Verstaubung des Filters erhöht bei geringer Steigerung des Atemwiderstandes die Filterwirkung unter Umständen so stark, daß der verschlechternde Einfluß der geringen Anfeuchtung praktisch hierdurch ausgeglichen werden kann. Masken dieser Art, die mit sorgfältig geschnittenen und verhältnismäßig dichten Naturschwämmen ausgerüstet sind, haben daher praktisch eine Filterwirkung von etwa 60%. Je nach den Tragebedingungen wird man mit Schwankungen zwischen 50 und 70% rechnen müssen. Man kann derartige Masken, die sich durch einen vergleichsweise recht niedrigen Atemwiderstand von etwa 17—25 mm H_2O auszeichnen, wohl zu den „bedingt brauchbaren" rechnen.

Infolge der Ungleichmäßigkeit des Materials finden sich bei Verwendung von Naturschwamm verhältnismäßig viel größere Unregelmäßigkeiten der Staubbindung als bei Verwendung der gleichmäßigeren Watte. Fehlen sicher wirkende Atemrückschlagklappen, so müssen Naturschwammfilter als ungenügend bezeichnet werden.

Die Abhängigkeit der Filterwirkung von der Teilchengröße des Staubes ist ähnlich wie bei Schwammgummi. Naturschwammasken können daher wegen ihres geringen Widerstandes dort empfohlen werden, wo Staubsorten bekämpft werden, deren Teilchengrößen nicht unter 10—20 μ herunterreichen.

Die verhältnismäßig gute Filterwirkung von Watte legt den Gedanken nahe, faserige Stoffe noch dichteren Gefüges und festerer Beschaffenheit für Filterzwecke zu verwenden. Verwirklicht wird dieser Gedanke in den Filtern, die aus einer fließpapier- oder filtrierpapierähnlichen Masse bestehen. Dichtes Filtrierpapier wird für gravimetrische Staubbestimmungen von jeher verwendet, um Staub quantitativ oder nahezu quantitativ abzufangen. Derartige Papiere haben jedoch einen viel zu hohen Luftwiderstand, um ohne weiteres als Filter für Staubmasken dienen zu können.

Bei Besprechung der Schwammgummimasken wurde bereits eine Einlage aus einem dicken, fließpapierähnlichen Material erwähnt, die eine verhältnismäßig hohe Staubbindung ermöglicht. Aus dem gleichen Material werden auch Filterplatten hergestellt, die zum Einsatz in Masken mit Filterbüchsen (Abb. 27) dienen. Je nach der Dichte der verwendeten Fließpappe fanden wir bei derartigen Filterplatten (s. Tabelle 23) Staubbindungswerte von 71, 77 bzw. 90%. Nach ihrer Staubbindung wäre also die erste und zweite Sorte als „bedingt brauchbar", die dritte als „gut" zu bezeichnen. Da jedoch der Unterschied in der Staubbindung zwischen den drei Sorten allein durch die Dichte der Fließpappe bedingt war, so wuchs auch der Widerstand entsprechend dem Staubbindungsvermögen. Wir fanden bei einem Durchgang von 150 Litern pro Minute 60, 120 bzw. 215 mm H_2O. Infolge des hohen Widerstandes der Fließpappe ist also bereits die erste Sorte mit dem relativ geringsten Staubbindungsvermögen für schwere Arbeit nicht mehr brauchbar. Die Sorten II und III kommen wegen allzu hohen Widerstandes auch für leichtere Arbeit nicht in Frage.

Aus diesem Verhalten ergab sich für den Maskenkonstrukteur die Notwendigkeit, den Widerstand herabzusetzen, was unter Beibehaltung des Filtermaterials nur durch Vergrößerung der Filteroberfläche geschehen konnte. In Filterbüchsen der Art, wie Abb. 27 zeigt, können ziehharmonikaartig gefaltete Filter aus Fließpapier eingesetzt werden, die eine wesentlich größere Oberfläche und entsprechend geringeren Widerstand haben als die einfachen Platten. Wir fanden bei derartigen Anordnungen bei einem Widerstand von 46 mm H_2O eine Filterleistung von 82 bzw. 90%. Die Herabsetzung des Widerstandes bei dieser Anordnung genügt also noch nicht ganz, um die Masken für ausgesprochen schwere Arbeit verwendbar zu machen. Die Maske ist aber als geeignetes Schutzmittel für Staubbetriebe anzusehen, in denen keine Schwerarbeit zu leisten ist. Dichteres Filtermaterial (4 b) führt zu einer Erhöhung des Widerstandes ohne wesentliche Verbesserung der Filterleistung.

Eine weitere Erhöhung der Filterwirkung läßt sich dadurch erreichen, daß dem Balgenfilter ein Vorfilter beigegeben wird, welches aus Watte oder Schwammgummi besteht. Man erreicht hierdurch den Vorteil, das Vorfilter, welches die groben Staubteilchen auffängt, auswechseln zu können und vermeidet ein allzugroßes Anwachsen des Widerstandes im eigentlichen Filter bei zunehmender Verschmutzung. Zu beachten ist dabei allerdings, daß ein direktes Aufliegen von Watte auf der Fließpappe vermieden werden muß, da sonst deren Widerstand unverhältnismäßig stark erhöht wird.

Bei einer anderen Konstruktion (Kammerfilter) wird eine Kammer mit mehrfach stark eingezogenen Wänden unter Vermeidung jeder Faltung, die leicht zu Brüchen führt, aus Filtrierpapier hergestellt und mit einem Vorfilter aus Watte versehen. Das ganze ist in eine Patrone aus Leichtmetall (s. Abb. 28) eingefügt, die in eine Gummimaske oder Halbmaske ebenso eingeschraubt wird, wie das bei den deutschen Gasmasken des Weltkrieges der Fall war.

Tabelle 23. Material: Fließpappe, Fließpapier u. dgl.

		Filterleistung in %		Wider-stand mm H_2O
		Einzel-werte	Durch-schnitts-werte	
1	Fließpappe I Scheibe	66 68 73 77	71	60
2	Fließpappe II Scheibe	74 79 79 76	77	120
3	Fließpappe III Scheibe	91 88 91 88	90	215
4	Fließpappebalgen a) . .	83 79 85 83	82	46
	b) . .	92 96 94 90	93	105
	c) . .	91 91 90 88 91	90	46
5	Kammerfilter	97 98 96 97 98	97	65

Die Absorptionsleistung dieser Filter liegt nach unseren Messungen bei 90—97%
und ist damit als „gut" zu bezeichnen. Zu einem ähnlichen Urteil gelangten
kürzlich KRANENBURG, GROENEVELD und BOERMA, die für Quarzstaub gravi-
metrisch eine Filterleistung von 99,88% feststellten. Ein Nachteil auch dieser
Konstruktion ist der hohe Atemwiderstand (65—75 mm H_2O), welcher die
Patrone für schwere Arbeit ungeeignet erscheinen läßt. Auch das Hin- und
Herpendeln der Filterpatrone bei schnellen Bewegungen ist ein Nachteil. Für
alle Zwecke, wo diese Nachteile nicht stören, also dort, wo nur leichtere kör-
perliche Arbeit in Frage kommt, wo aber eine möglichst quantitative Staubfilterung notwendig ist, wie das z. B. in der chemischen Industrie bei Ein-
wirkung von Metallrauchen u. dgl. der Fall ist, genügt diese Maske allen zu

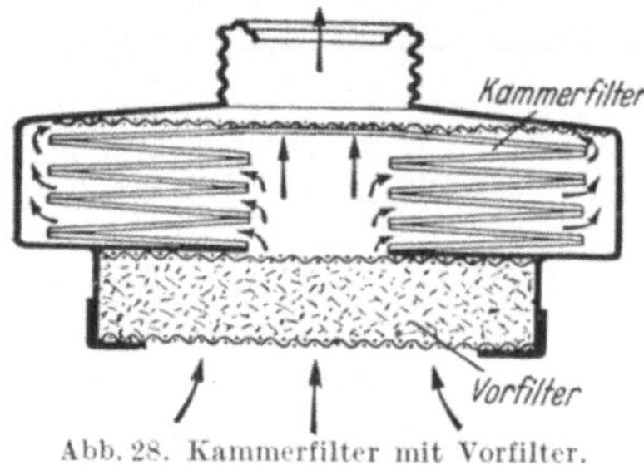

Abb. 28. Kammerfilter mit Vorfilter.

stellenden Anforderungen. Für Schwerarbeit
besser geeignet ist eine ähnliche Maske, bei
welcher das Kammerfilter nicht in eine
Metallkapsel, sondern in einen Stoffbeutel
eingeschlossen ist, der gleichzeitig als Vorfilter wirkt. Die Filterleistung ist auch hier
gut, der Widerstand mit 51 mm zwar noch
zu hoch für schwere Arbeit, aber doch niedriger als bei den Leichtmetallpatronen, der
Widerstandsanstieg bei zunehmender Ver-
staubung ist etwa ebenso groß wie bei Verwendung des Wattevorfilters.

Eine Staubfilterung, die nicht mehr meßbar von 100% abwich, sahen wir
neuerdings bei einer Maske, bei welcher eine Spezialsorte von Fließpapier wellen-
förmig zusammengepreßt war, so daß eine vergleichsweise große Filterfläche
in einer nur mäßig großen Kapsel untergebracht werden konnte. Trotzdem
betrug allerdings der Anfangswiderstand 60 mm.

Eine amerikanische Maskenfirma, deren Produkte aber auch im außer-
deutschen Europa weit verbreitet sind, benutzt als Filter eine Sorte Filtrierpapier, die sich durch so geringen Luftwiderstand auszeichnet, daß trotz der
nur 160 qcm großen Filterfläche bei einem Luftdurchgang von 150 Liter/Minute
ein Widerstand von nur 30 mm H_2O resultiert. Das Filterpapier ist mit
einem Mittel getränkt, dessen Natur von der Firma nicht angegeben wird.
Durch diese Tränkung wird erreicht, daß trotz des geringen Widerstandes
eine Staubfilterung von 85% vorhanden ist. Die Ermittlung dieser Werte
erfolgte mit unserer Meßeinrichtung (KAUFMANN). Das Tränkungsmittel
scheint stark hygroskopisch zu sein. Die Folge davon ist beim Tragen ein
Anstieg der Filterwirkung aber auch eine recht schnelle Zunahme des Atemwiderstandes.

Fließpapier, Fließpappe und ähnliche Materialien haben den Nachteil geringer
Zerreißfestigkeit. Sie müssen daher in Patronen eingeschlossen werden
Wesentlich widerstandsfähiger sind Baumwoll- oder Wollgewebe. Die Filterleistung ist dabei wesentlich von der Webart und der Dicke des Stoffes abhängig. In Tabelle 24 sind Messungen zusammengestellt, die an einer Reihe
von Stoffarten ausgeführt worden sind. Flanell und Filz schneiden verhältnismäßig ungünstig ab.

Als besonders hoch erweist sich die Staubbindung einmal bei sehr dicken
Friesstoffen (Nr. 4), andererseits bei sehr dicht gewebtem Köper (Nr. 6—8

der Tabelle 24). Je stärker die Verfilzung der Fasern ist, ist ceteris paribus die Staubbindung. Sie wird daher durch Appretur verschlechtert, durch Waschen des Stoffes verbessert (Nr. 2 und 7 der Tabelle 24). Für die Verwendung in Staubmasken scheint der dichte und gegen mechanische Beanspruchung widerstandsfähige Köper geeigneter als die schweren, aber wenig resistenten Friesstoffe.

Die Filterwirkung, die mit derben, gewaschenen Köperstoffen erreicht werden kann, beträgt 85—92%, ist also von der gleichen Größenordnung wie bei Filtrierpapier und muß für die Verwendung in Staubmasken gemäß unserer oben gegebenen Einteilung als „gut" bezeichnet werden.

Die Schwierigkeit besteht wiederum darin, daß der spezifische Luftwiderstand dieser Stoffe recht hoch ist und um so mehr steigt, je dichter das Gewebe ist. Eine Konstruktion korrigiert diesen Nachteil durch eine sehr starke Vergrößerung der Filterfläche. Die vergrößerte Filterfläche hat die Form eines Schlauches erhalten, der vom Mundteil der Halbmaske ausgeht, beiderseits neben dem Kopf nach hinten verläuft und an der Bebänderung der Maske am Hinterkopf befestigt ist (Abb. 29). Die Vergrößerung der Filterfläche ist so beträchtlich, daß bei einem Luftdurchgang von 150 Liter pro Minute ein Atemwiderstand von nur 26 mm H_2O auftritt. Die Maske kann daher auch bei schwerster Arbeit getragen werden. Der Schlauch liegt fast völlig außerhalb des Gesichtsfeldes. Sein an sich geringes Gewicht wird zum Teil vom Hinterkopf getragen und behindert daher auch bei schnellen Bewegungen kaum. Eine Vergrößerung des Totraumes ist dadurch vermieden, daß in den Mundteil ein Einatmungsventil eingesetzt ist, welches das Zurücktreten von Ausatmungsluft in den Schlauch unmöglich macht. Die Ausatmung erfolgt wie bei anderen Maskenkonstruktionen durch ein seitlich angebrachtes Ausatmungsventil.

Tabelle 24. Filtermaterial: Gewebe.

		Filterleistung in %	
		Einzelwerte	Durchschnittswerte
1	Baumwollflanell, leicht . . .	42 42 39	41
2	Baumwollflanell, gewaschen .	59 62 51	57
3	Baumwollflanell, etwas schwerer	67 61 48 56	58
4	Baumwollfries	73 77 75 84	77
5	Köper, leicht	69 64 69	67
6	Köper, schwer	79 79 74 74	76
7	Köper, schwer, gewaschen . .	91 93 90	92
8	Köper, schwer, gefärbt . . .	84 86 84	85
9	Filz, 1 cm stark	70,0 72,0 72,5 66,0	70
10	Filz, wie Nr. 9 . . . . angefeuchtet	60,7 55,4 60,5 51,4	57

Bereits die Zahlenangaben, die über die Leistung von Watte und Schwammfiltern gemacht wurden, haben gezeigt, daß eine einfache Zunahme der Schichtdicke die Filterleistung in der Regel nicht entsprechend erhöht. Hat z. B. ein Wattefilter eine Leistung von 50%, so bleibt es bei Verdoppelung der Schichtdicke stets mehr oder weniger hinter dem theoretisch zu erwartenden Wert von 75% zurück. Diese Erscheinung beruht einmal darauf, daß in den zuerst durchflossenen Schichten eines Filters natürlich vorzugsweise die gröberen Teilchen zurückgehalten werden, die Filterung der kleineren Teilchen in der zweiten Hälfte, daher unter ungünstigeren Bedingungen erfolgt. Da die gleiche Erscheinung aber auch bei gleichmäßiger Korngröße auftritt, muß sie noch eine andere Ursache haben. Vermutlich liegt diese darin, daß sich beim Durchgang durch ein Filter gewisse Bahnen ausbilden, die das Filter ganz oder doch zu einem wesentlichen Teil durchsetzen und zu einer Herabsetzung der Filterleistung führen. Auffallend ist, daß die gleiche Erscheinung sogar bei relativ dichten Geweben zu beobachten ist. Wir fanden z. B. bei einem Köper eine Filterleistung von 74%. Wurden 2 Lagen des gleichen Köpers fest aufeinandergepreßt, so stieg die Filterleistung nur auf 82%. Blieb dagegen zwischen den beiden Lagen eine Luftschicht von 0,5 cm, so wurde eine Filterung von 93% erreicht.

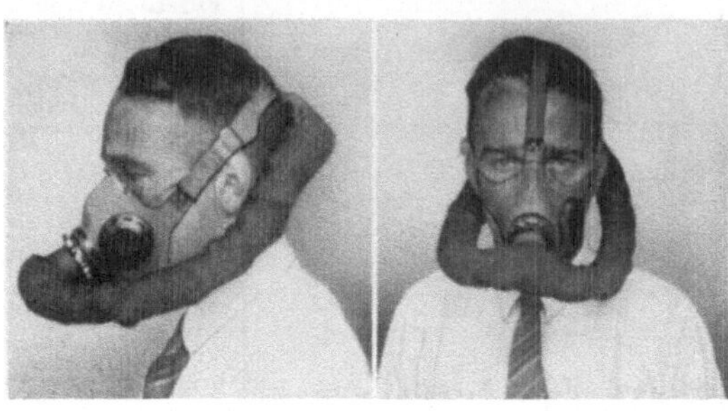

Abb. 29. Schlauchfilter.

Recht günstig verhält sich das Schlauchfilter bei wachsender Verstaubung. Während die im Betrieb oft eintretende geringe Befeuchtung ebenso wie beginnende Verstaubung zu einer Verbesserung der Filterleistung führt, steigt der Widerstand nur sehr langsam an. Die nebenstehende Tabelle 25 stellt die Widerstandswerte des Kammerfilters und des Schlauchfilters bei zunehmendem Staubgehalt gegenüber. Die Widerstandswerte der Tabelle 25 beziehen sich nur auf die Filteraggregate, da nur diese ihren Widerstand ändern.

Tabelle 25.

Staubgehalt	Widerstand mm H_2O	
g	Kammer-filter	Schlauch-filter
0	63	9,0
0,5	70	9,5
1,0	74	10,0
1,5	78	10,5
2,0	81	11,0
2,5	83	11,5

Der Gedanke, große Stoffflächen für die Filterung zu verwenden, wurde bereits früher dadurch verwirklicht, daß an die Maske ein Sack angehängt wurde, der etwa die Form eines Bartes hatte. Derartige Masken sind in Deutschland neuerdings wieder vorgeschlagen worden, nachdem sie schon früher nicht ungünstig beurteilt wurden. Im Ausland, namentlich in Amerika werden sie noch benutzt und günstig beurteilt. Nach DRINKER liegt die Filterwirkung für Quarzstaub zwischen 94 und 98%. Der Widerstand betrug bei einer Luftgeschwindigkeit von 28,3 Liter pro Minute anfangs nur 2,5 mm Wassersäule und stieg in dem $2^1/_2$ Stunden dauernden Versuch bis auf 5,75 mm. Nach diesen Angaben scheint der Anfangswiderstand sogar noch geringer zu sein als bei dem deutschen Schlauchfilter. Der Nachteil besteht darin, daß der auf die Brust herabhängende Sack den Arbeiter stark behindert, ein Nachteil, der bei der Filterschlauchkonstruktion vermieden wurde.

Einen grundsätzlich anderen Weg zur Staubfilterung beschreiten die Masken, bei denen ein sog. *Raschigfilter* Verwendung findet. Die eingeatmete Luft passiert hier eine 5 cm dicke Lage, die aus kurzen Stückchen kleiner, etwa 3 mm im Durchmesser messender Celluloidröhrchen besteht. Die Röhrchen sind mit Öl benetzt. Die Filterung erfolgt dadurch, daß der Luftstrom beim Durchtritt durch die regellos liegenden Rohrstückchen häufig abgelenkt wird, so daß ein beträchtlicher Teil des Staubes auf den geölten Flächen hängen bleibt. Bei wiederholten Messungen derartiger Filter konnten wir bei beträchtlichen Streuungen Filterleistungen von 60—74% feststellen. MATHIAS und LANDWEHR fanden 66%. Da der Widerstand dieser Masken je nach dem Querschnitt des Einsatzes nur 9—30 mm beträgt, so sind derartige Masken auch für schwere Arbeit als „bedingt brauchbar" anzusehen. Bei einer Schichtdicke von 3,7 cm sank die Filterleistung auf 54%. Die Füllung der Filterbüchsen muß nach der Schicht herausgenommen, gereinigt und frisch geölt wieder eingesetzt werden.

Der Vollständigkeit halber sei das „Rauch- und Nebelfilter" einer holländischen Firma erwähnt (Abb. 30). Die Filterpatrone, deren Leistung gegenüber Quarzstaub von GROENE- VELD mit 99,67 bzw. 99,68 ermittelt wurde, enthält ein äußerst feinporiges Material in gleichmäßiger Verteilung auf einem Träger von lockerer Beschaffenheit. Nach KRANEN-

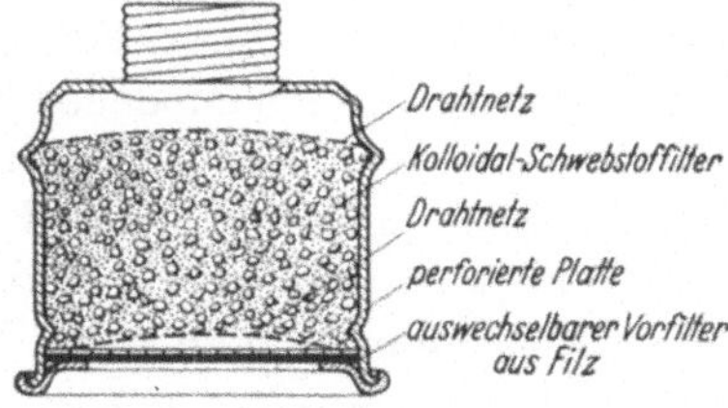

Abb. 30.
Holländisches Rauch- und Nebelfilter.

BURG besitzt dieses Material eine eigentümliche, theoretisch noch nicht völlig geklärte Filterwirkung für Schwebstoffe, z. B. für Zigarettenrauch. Der An- fangswiderstand dieser Filter wurde von GROENEVELD bei 26 Liter/Minute- Pendelatmung mit 40 mm H_2O ermittelt. Er stieg in 37,5 bzw. 26 Stunden auf 75 bzw. 85 mm. Um diese Angaben mit den unserigen vergleichen zu können, muß erwähnt werden, daß unter den gleichen Bedingungen das deutsche Kammerfilter einen Widerstand von nur 13,5 mm zu Beginn und 28 mm am Ende aufwies. Der Widerstand des holländischen Filters ist also etwa 3mal so hoch wie der des deutschen Kammerfilters, das bei Schwerarbeit wegen zu hohen Widerstandes nicht getragen werden kann. Die Nachteile, welche die Patronenform als solche mit sich bringt, wurden früher bereits erwähnt.

4. Abschließende Beurteilung der Maskenfrage.

Der Ausgangspunkt für unsere Untersuchungen an Staubmasken war die Erkenntnis, daß eine gut filternde menschliche Nase einen relativ weitgehenden Schutz gegen Staubkrankheiten gibt. Wenn auch dieser Schutz kein voll- ständiger ist, so bewirkt er doch, daß unter den Bedingungen, wie sie in der Mehrzahl der Staubbetriebe heute gegeben sind, die Entwicklung von Staub- erkrankungen stark verlangsamt wird. Die Maskenfrage war daher darnach zu beurteilen, ob es möglich ist, durch Filterung der Atemluft auch für Personen mit schlecht filternden Nasen einen Schutz zu erreichen, der dem Schutz, den eine gut filternde Nase bietet, zum mindesten gleichkommt. Wir hatten eingangs festgestellt, daß eine Staubmaske mindestens 80% eines Staubes von 1—2 μ Korngröße zurückhalten muß, um diese Sicherheit zu geben.

Die Untersuchungen der Filterleistung der heute gebräuchlichen Masken haben ergeben, daß viele von ihnen den Bedingungen, die in bezug auf Filterung von feinem Staub gestellt werden müssen, nicht genügen. Wir konnten aber feststellen, daß es unter der großen Zahl der verschiedenen Maskentypen eine ganze Reihe gibt, die als „zur Not genügend" bezeichnet werden können, da sie eine Filterleistung von 60—80% aufweisen. Wichtig war aber insbesondere die Feststellung, daß es auch einige Masken gibt, die man unbedenklich als „gut" bezeichnen kann, da ihre Filterwirkung zwischen 80 und 100% liegt.

Die Frage, ob durch Staubmasken ein hinreichender Schutz gegen die Einatmung gefährlichen Industriestaubes gewährt werden kann, kann demnach heute grundsätzlich bejaht werden. Dieses Urteil über die Möglichkeit eines hinreichenden Schutzes gegen Staub durch Masken ist wesentlich günstiger als die Urteile, die auf Grund früherer Untersuchungen gegeben worden sind. Es muß anerkannt werden, daß es der maskenherstellenden Industrie gelungen ist, in den letzten Jahren Formen herauszubringen, die in bezug auf den Grad der Filterung älteren Modellen unbedingt überlegen sind.

Der zweite Hauptpunkt, der uns bei unseren Untersuchungen beschäftigte, war die Frage, ob es Masken gibt, die bei genügender Filterleistung einen so geringen Atemwiderstand aufweisen, daß auch stundenlange Schwerarbeit vom Maskenträger ausgeführt werden kann. Wir konnten feststellen, daß es Masken gibt, bei denen der Atemwiderstand so niedrig ist, daß er die Arbeitsfähigkeit auch bei Schwerarbeit nicht mehr beeinträchtigt. Auch in dieser Beziehung ist ein unbedingter Fortschritt gegenüber früheren Untersuchungen festzustellen, da bei den älteren Maskenformen eine bessere Filterleistung stets nur auf Kosten eines höheren Atemwiderstandes erreicht werden konnte.

Unvermeidlich ist bis heute noch die Belästigung des schwerarbeitenden Maskenträgers durch Schweiß und Kondenswasser und vor allem durch die Wärmestauung unter der Maske. Bei Betriebstemperaturen von mehr als 30⁰ und schwerster körperlicher Arbeit, wie sie z. B. im Bergbau stellenweise gefordert wird, bedeutet das Tragen auch der besten Maske noch immer eine starke Belästigung des Arbeiters. Es ist eine Frage der systematischen Aufklärung über die Gefahren der Staubkrankheiten, aber auch eine Frage der Disziplin und Selbstbeherrschung, wo die Grenze zu ziehen ist, bei welcher dauerndes Maskentragen unmöglich wird.

Literatur.

Alwens, W.: Über Asbestose der Lungen. Münch. med. Wschr. **1935 II**, 1797. — Aschenbrandt, Th.: Die Bedeutung der Nase für die Atmung. Würzburg 1886.

Berger, H.: Über Schwebstoffilter. Reicharb.bl. **15**, III, 248 (1935). — Bergerhoff, W.: (1) Untersuchungen über Sandstrahlersilicosen. Arch. Gewerbepath. **7**, 156 (1936). — (2) Die Silicose der Bergischen Metallschleifer. Arch. Gewerbepath. **8**, 339 (1937). — Bloch, E.: Untersuchungen zur Physiologie der Nasenatmung. Z. Ohrenheilk. **18**, 215 (1888). — Bohne: Über Asbestose. Dtsch. med. Wschr. **1936 I**, 928. — Brezina, E.: Über die Wirkung gebräuchlicher Respiratoren. Arch. Hyg. **74**, 143 (1911). — Brown, C.: Studies in dust retention. J. ind. Hyg. **13**, 285 (1931).

Cooke, W. E.: Modern views on silicosis. J. of Hyg. **35**, 207 (1935).

Danziger, F.: Untersuchungen über die Luftbewegung in der Nase während des Atmens. Mschr. Ohrenheilk. N. F. **30**, 331 (1896). — Dautrebande: Les Gaz Toxiques. Paris 1933. —

DISHOECK, H. A. E. VAN: (1) Die Bedeutung der äußeren Nase für die respiratorische Luftströmung. Acta oto-laryng. (Stockh.) **24**, 494 (1936). — (2) Elektrogramm der Nasenflügelmuskeln und Nasenwiderstandskurve. Acta oto-laryng. (Stockh.) **25**, 285 (1937). — DÖDERLEIN, W.: Experimentelle Untersuchungen zur Physiologie der Nasen- und Mundatmung und über die physiologische Bedeutung der Nasennebenhöhlen. Z. Hals- usw. Heilk. **30**, 459 (1932). — DRINKER, PH.: Report on efficiency and performance of the Wilson Bag Respirator. Harvard School of public Health Boston Nr 3, 31. Dez. 1932. — DRINKER, PH., R. M. THOMSON and L. FINN: Quantitative Measurements of the Inhalation, Retention and Exhalation of Dusts and Fumes by Man. I. Concentrations of 50 To 450 MG per Cubic Meter. J. ind. Hyg. **10**, 13 (1928).

ENGLMANN u. QUEDNAU: Atemphysiologische Untersuchungen über das Tragen von Gasmasken. IV. Mitt. Führt längeres Tragen von Gasmasken zur Erhöhung des Filterwiderstandes? Arb.physiol. **1**, 625 (1929).

FABER, O. M.: (1) Prüfung der Filter von Staubschutzmasken. Staub. **1**, H. 3, 344 (1936). — (2) Nachweis ultramikroskopischer Quarzteilchen im Lungengewebe. Staub. **1936**, 372. — (3) „Gravimetrisches", tyndallometrisches",, oder „konimetrisches" Meßverfahren? Staub **1937**, H. 7, 372. — FINDEISEN, W.: Über das Absetzen kleiner, in der Luft suspendierter Teilchen in der menschlichen Lunge bei der Atmung. Pflügers Arch. **236**, 367 (1935). — FRANKE, G.: Experimentelle Untersuchungen über den Luftdruck, die Luftbewegung und den Luftwechsel in der Nase und ihren Nebenhöhlen. Arch. f. Laryng. **1**, 236 (1893). — FRANKEN, W. R. and L. C. TRESIDDER: Photometric estimation of Konimeter Dust Samples. Min. Mag. **51**, 265 (1934).

GEISLER, E.: Die Bedeutung der konstitutionellen Disposition für die Erlangung einer schweren Staublungenerkrankung. Veröff. Konstit.- u. Wehrpath. **9**, 1 (1937). — GIORGI, G.: Sulle modificazioni funcionali dell'aparato cardiovasale in rapporto all'impiego della maschera antigas. La frequenza del ritmo cardiaco in rapporto all'impiego della maschera antigas. II. Giorn. Med. mil. **76**, 587 (1928); 78, 307, 317, 330 (1930).

HAWES, J. B.: Dust and its relation to tuberculosis. Amer. Rev. Tbc. **31**, 601 (1935). — HELLMANN, K.: Untersuchungen zur normalen und pathologischen Physiologie der Nase. Z. Laryng. usw. **15**, 1 (1927). — HERBST, R.: Der Einfluß der Atembewegungen auf den Gasaustausch der Lungen und den Kreislauf. II. Mitt. Die Veränderungen des Kreislaufes bei Stenosenatmung. Z. klin. Med. **120**, 595 (1932). — HILDING, A.: The physiology of drainage of nasal mucosa. I. The flow of the mucus currents through the drainage system of the nasal mucosa and its relation to ciliary activity. Arch. of Otolaryng. **15**, 92 (1932). — HOLLMANN: Die Anthrakose und ihre Differentialdiagnose zur Silicose und anderen Pneumokoniosen. Ärztl. Sachverst.tzg **63**, 1 (1937). — HÖRNICKE, E. u. O. BRUNS: Atemphysiologische Beobachtungen beim Gebrauch von Industrie-Schutzmasken. I. Mitt. Die Bedeutung des Individuums für die Verwendbarkeit der Maske. Z. exper. Med. **56**, 98 (1927).

ISHIKAWA, T. and PH. DRINKER: Studies in dust Retention. IV. Dust retained by the tracheotomized cat. J. ind. Hyg. **15**, 57 (1933).

JONES, W. B.: The action of Harmful Dusts. The inst. of Mining and Metallurgy, Vol. 43. Session 1933/34. — JÖTTEN, K. W. u. H. POPPINGA: Hygienische und experimentelle Studien über den Einfluß der Thomasschlackenstaubinhalation auf das Zustandekommen der Lungenentzündung. Arch. f. Hyg. **115** (1935).

KATZ, J. J., E. S. MEITER and F. H. GIBSON: Efficiencis of PAINTER's Respirator Filtering Lead Paint Benzol and Vitreous Enamel Sprays. U.S. Publ. Health Bull. **177**, 27 (1928). — KAUFMANN, A.: (1) Der Gesundheitsschutz der Arbeiter durch Staubmsaken. Werkstattstechnik **29**, 118 (1935). — (2) Die Faserstoffe für Atemschutzfilter. Z. VDI **80**, 593 (1936). — (3) Neuere Gesichtspunkte für den Aufbau von Staubatemschützern. Zbl. Gewerbehyg. **23**, 180. — KAYSER, R.: Die Bedeutung der Nase und der ersten Atmungswege für die Respiration. Pflügers Arch. **41**, 127 (1887). — KRANENBURG, W. R., J. F. GROENEVELD u. E. BOERMA: Der persönliche Schutz gegen schädlichen Staub in industriellen Betrieben. Arch. Gewerbepath. **7**, 133 (1936). — KRÜGER, E., ROSTOSKI u. SAUPE: Über Lungenasbestose. Arch. Gewerbepath. **2**, 558 (1931).

LEDERER, E.: Hygienische und gewerbetoxikologische Untersuchungsmethoden. 4. Staub, Rauch und Ruß, Keime. ABDERHALDENS Handbuch der biologischen Arbeitsmethoden, Abt. IV, Teil 16, H. 3, S. 700. — LEHMANN, G.: (1) Die Funktion der menschlichen Nase als Staubfilter. Arb.physiol. **7**, 167 (1933). — (2) Die Bedeutung des Staubbindungsvermögens der Nase für die Entstehung der Lungensilicose. Arb.physiol. 8, 218 (1934). — (3) Untersuchungen an Mansfelder Bergleuten über die Bedeutung des Staubbindungsvermögens der Nase für die Entstehung der Lungensilicose. Arb.physiol. 9, 182 (1936). — (4) Untersuchungen an Staubmasken. Arb.physiol. 9, 182 (1936). — (5) Die Bedeutung des Staubbindungsvermögens der Nase für die Erkrankungen in Thomasschlackenmühlen. Arb.physiol. 9, 293 (1936). — (6) Verbesserung der Methode der Bestimmung des Staubbindungsvermögens der Nase. Arb.physiol. 9, 569 (1937). — (7) The dust filtering efficiency of the human nose and its significance in the causation of silicosis. J. ind. Hyg. 17, 37 (1937). — (8) Die Bedeutung des Staubbindungsvermögens der Nase für die Entstehung der Asbestose. Arb.physiol. 9, 572 (1937). — (9) Die Filterung der Atemluft und deren Bedeutung für Staubkrankheiten. Erg. Hyg. 19, 1 (1937). — LEHMANN, K. B. SAITO u. GFRÖRER: Über die quantitative Absorption von Staub in der Luft durch den Menschen. Arch. f. Hyg. 75, 152 (1912). — LENZ, A.: Erkrankungen der tieferen Luftwege und der Lunge durch Thomasschlacke. Arb.med. 1936, H. 2. — LOCHTKEMPER: Versuche zur Differentialdiagnose der Silicose im Röntgenbild und eine Untersuchung über die Gefährdung der Sandstrahlbläser. Arch. Gewerbepath. 1, 271 (1930). — LUCAS, A. M. and J. D. DOUGLAS: Direction of flow of nasal mucus. Proc. Soc. exper. Biol. a. Med. 31, 320 (1933). — LUKOW, B.: Zur Frage des Blutdruckes bei der Nasen-, Mund- und Trachealatmung. Mschr. Ohrenheilk. 62, 1456 (1928).

MATHIAS u. LANDWEHR: (1) Neuere Beobachtungen und Maßnahmen auf dem Gebiete der Silicosebekämpfung. Z. Berg-, Hütt. u. Salinenw. 83, 421 (1935). — (2) Neuere Beobachtungen auf dem Gebiete der Silicosebekämpfung. Mitteilungen der Silicoseforschungsstelle der Knappschafts-Berufsgenossenschaft, Bd. 1. 1937. — MAVROGORDATO, A.: Contributions to the Study of Miners Phthisis. Publ. S. afric. Inst. med. Res. 3, Nr 19, 84 (1926). — MELDAU, R.: Die Nase als Luftreiniger. Delbag-Mitt. 3, 49 (1924). — MEREWETHER, E. R. A.: The occurence of pulmonary fibrosis and other pulmonary affections in Asbestosis Workers. J. ind. Hyg. 12, 199 (1930).

NIEDERBÄUMER, H.: Silicosebekämpfung im rheinisch-westfälischen Steinkohlenbergbau. Bergbau 1936, Nr 18.

PAULSEN, E.: Experimentelle Untersuchungen über die Strömung der Luft in der Nasenhöhle. Sitzgsber. preuß. Akad. Wiss., Physik.-math. Kl. III 85, 348 (1882). — PERWITZSCHKY, R.: Die Temperatur- und Feuchtigkeitsverhältnisse der Atemluft in den Luftwegen. Arch. Ohr- usw. Heilk. 117, 1 (1927). — Preuß. Ministerium für Handel und Gewerbe: Die Bekämpfung des Bohrstaubes im Bergwerksbetrieb. Veröff. des Grubensicherheitsamtes. Z. Berg-, Hütt.- u. Salinenw. 79 (1931).

SAITO: Experimentelle Untersuchungen über die quantitative Absorption von Staub durch Tiere bei genau bekanntem Staubgehalt der Luft. Arch. f. Hyg. 75, 134 (1912). — SCHABLOWSKI: Über Respiratoren bei gewerblichen Staubarbeiten. Z. Hyg. 68, 169 (1911). — SCHULTE, G.: Diskussionsvortrag zu den Vorträgen über Silicose. Verh. dtsch. Ges. inn. Med. 48, 192 (1936). — SIEGMUND, H.: Die experimentelle Erzeugung von silikotischen Schwielen durch Quarz und kolloidale Kieselsäure. Arch. Gewerbepath. 6, 1 (1935). — SILBERKUHL: Die Thomasmehlstauberkrankung und ihre Verhütung. Hütten- u. Walzwerks-Berufsgenossensch. Essen 1935. — SIMONELLI, G.: La respiratione attraverso resistenza. Arch. di Fisiol. 26, 275, 284 (1928). — SKRAMLIK, E. v.: Handbuch der Physiologie der niederen Sinne. Leipzig 1926. — STERNSTEIN, H. J. and M. O. SCHUR: Quantitative Study of nasal obstruction. Arch. of Otolaryng. 23, 475 (1936).

THIEL u. QUEDNAU: Atemphysiologische Beobachtungen beim Gebrauch von Industrieschutzgasmasken. III. Mitt. Die Bedeutung der Gasmaske für den Sauerstoffverbrauch des Trägers. Z. exper. Med. 65, 604 (1929). — THOMSON, ST. CL.: The defences of the ain passages. Brit. med. J. 1935, Nr 3904, 857. — TOURANGEAU, F. J. and PH. DRINKER: The dust filtration efficiency of the human nose. J. ind. Hyg. 19, 53 (1937).

WAHL, R.: Staubinhalationskrankheiten der Lunge. Verh. dtsch. Ges. inn. Med. Wiesbaden 1936, 203.

ZANGGER: Die Gasschutzfrage. Bern 1933.

Namenverzeichnis.

Gewerbestaub und Lungentuberkulose. Erster Teil: **Stahl-, Porzellan-, Kohle-, Kalkstaub und Ruß.** Eine literarische und experimentelle Studie von Dr. med. **K. W. Jötten**, o. ö. Professor, Direktor des Hygienischen Instituts und der Staatl. Forschungsabteilung für Gewerbehygiene in Münster i. W., und Dr. med. **W. Arnoldi,** ehemaliger Assisten am Hygienischen Institut in Münster i. W. Mit 105 Abbildungen. VI, 256 Seiten. 1927. RM 24.30

Zweiter Teil: **Zement-, Tabak- und Tonschiefer-Staub.** Von Professor Dr. med. **K. W. Jötten** und Dr. **Thea Kortmann,** Münster i. W. Mit einem Beitrag: Übt das Staubstreuverfahren in den Kohlenbergwerken einen schädigenden Einfluß auf die Gesundheit der Bergleute aus? Von Dr. **G. Schulte,** Recklinghausen. Mit 56 Abbildungen. IV, 125 Seiten. 1929. · RM 18.90

Dritter Teil: **Kalkstein-, Quarzschamotte-, Schamotte-, Thomasschlacken-, Bleiweiß-, Baumwolltextil-Staub und Kühnsches Lungenpulver.** Von Professor Dr. med. **K. W. Jötten.** Mit 55 Abbildungen. VI, 169 Seiten. 1932. RM 29.60

⟨Schriften aus dem Gesamtgebiet der Gewerbehygiene, Heft 16, 26, 39.⟩

Staublunge und Staublungentuberkulose. Von Dr. **Franz Ickert,** Regierungs- und Medizinalrat in Gumbinnen, ehemaliger Leiter der Tuberkulose-Fürsorgestelle in Mansfeld. ⟨Bildet Band 4 der Sammlung „Die Tuberkulose und ihre Grenzgebiete in Einzeldarstellungen".⟩ Mit 7 Abbildungen. VI, 64 Seiten. 1928. RM 4.32, gebunden RM 6.21

Die gewerbliche Staublungenerkrankung. Mit Beiträgen von Professor Dr. A. Böhme, Bochum, Dr. von Döhren, Bochum, Sanitätsrat Dr. Hollmann, Solingen, Professor Dr. K. W. Jötten, Münster, Sanitätsrat Dr. Kaestle, München, Professor Dr. Reichmann, Bochum, Professor Dr. H. Schridde, Dortmund, Dr. G. Schulte, Recklinghausen, Professor Dr. W. Schürmann, Bochum. ⟨Beihefte zum „Zentralblatt für Gewerbehygiene und Unfallverhütung", Nr. 15.⟩ Mit 15 Textabbildungen. VII, 146 Seiten. 1929. RM 11.—

Die Staublungenerkrankung (Pneumonokoniose) der Sandsteinarbeiter. Von Professor Dr. **A. Thiele,** Ministerialrat, Landesgewerbearzt in Dresden, und Stadtmedizinalrat Dr. **E. Saupe,** Privatdozent an der Technischen Hochschule in Dresden. ⟨Schriften aus dem Gesamtgebiet der Gewerbehygiene, Heft 17.⟩ Mit 22 Abbildungen III, 69 Seiten. 1927. RM 6.21

Der Verlauf der Staublungenerkrankung bei den Gesteinshauern des Ruhrkohlengebietes. Von Professor Dr. **A. Böhme,** Leitender Arzt der Inneren Abteilung der Augusta-Kranken-Anstalt in Bochum, und Dr. med. **C. Lucanus,** Leitender Arzt der Inneren Abteilung des Evangelischen Krankenhauses Eickel, früher Oberarzt der Inneren Abteilung der Augusta-Kranken-Anstalt in Bochum. ⟨Schriften aus dem Gesamtgebiet der Gewerbehygiene, Heft 33.⟩ Mit 49 Abbildungen. III, 147 Seiten. 1930. RM 16.20

Die schwere Staublunge in der Versicherungsgesetzgebung. Ein Beitrag zu ihrer Beurteilung auf Grund der Funktion im Vergleich zum Röntgenbefund. Von Dr. **Erich Beintker,** Gewerbemedizinalrat, Münster i. W. ⟨Schriften aus dem Gesamtgebiet der Gewerbehygiene, Heft 43.⟩ Mit 14 Abbildungen. V, 84 Seiten. 1933. RM 7.50

Pathologische Anatomie und Histologie der Atmungswege und Lungen. ⟨Handbuch der speziellen pathologischen Anatomie und Histologie, 3. Band.⟩

1. Teil: Mit 308 Abbildungen. X, 974 Seiten. 1928.
RM 148.50; gebunden RM 151.20

Nase und Nebenhöhlen: 1. Die Störungen des Formwechsels. Mißbildungen der Nase. Von Professor Dr. W. Berblinger-Jena. — 2. Die entzündlichen Erkrankungen der Nase und ihrer Nebenhöhlen. Von Professor Dr. H. G. Runge-Hamburg. — 3. Hyperplasien, Regenerationen und Gewächse. Von Privatdozent Dr. M. Schmidt-mann-Leipzig. — 4. Fremdkörper, Zahnheterotopien und Steinbildungen in der Nase und ihren Nebenhöhlen. Von Dr. F. Danisch-Jena. — Kehlkopf, Luftröhre und Bronchien. Von Professor Dr. C. Hart†-Berlin. Überarbeitet und ergänzt von Dr. E. Mayer-Berlin. — Lunge und Pleura: 1. Mißbildungen der Lunge und Pleura. Von Privatdozent Dr. H. Müller-Mainz. — 2. Störungen des Luftgehalts. Von Professor Dr. H. Loeschcke-Mannheim. — 3. Die Entzündungen der Lunge und des Brustfelles. Von Professor Dr. A. Lauche-Bonn. — Namen- und Sachverzeichnis.

2. Teil: Mit 249 zum großen Teil farbigen Abbildungen. VIII, 593 Seiten. 1930.
RM 129.60; gebunden RM 133.20

1. Zusammenhangstrennungen, Lageveränderungen und Fremdkörper der Lunge und Bronchien. Von Obermedizinalrat Professor Dr. W. Koch-Berlin-Westend. — 2. Staub-einatmungskrankheiten der Lunge. Von Privatdozent Dr. M. Schmidtmann-Leipzig und Geheimen Medizinalrat Professor Dr. O. Lubarsch-Berlin. — 3. Lungentuberkulose. Von Dr. W. Pagel-Sommerfeld. Unter teilweiser Mitarbeit von Professor Dr. F. Henke-Breslau. — 4. Die parasitären Erkrankungen der Atmungswege. Von Professor Dr. W. Fischer-Rostock. — Namen- und Sachverzeichnis.

3. Teil: Mit 269 zum großen Teil farbigen Abbildungen. VIII, 701 Seiten. 1931.
RM 185.—; gebunden RM 189.—

1. Die Kreislaufstörungen der Lunge. Von Professor Dr. W. Ceelen-Bonn. — 2. Die nicht tuberkulösen chronischen Infektionskrankheiten der Lunge und des Brustfells. Von Professor Dr. M. Versé und Privatdozent Dr. H. J. Arndt-Marburg. A. Syphilis der Lunge und des Brustfells. B. Die Lymphogranulomatose der Lunge und des Brustfells. C. Der Rotz der Lungen und des Brustfells. Von Professor Dr. M. Versé-Marburg. D. Das Verhalten der Lunge und des Brustfells bei Lepra und die leprösen Lungen- und Brustfellveränderungen. E. Die aktinomykotischen Veränderungen der Lunge und des Brustfells und das Verhalten der Lunge und des Brustfells bei Aktinomykose. F. Die Streptotrichose der Lunge und des Brustfells. Von Privatdozent Dr. H. J. Arndt-Marburg. — 3. Durch Schimmel- und Sproßpilze bedingte Erkrankungen der Lungen. Von Professor Dr. J. Wätjen-Halle a. S. — 4. Die Gewächse der Lunge und des Brust-fells. Von Professor Dr. W. Fischer-Rostock. — 5. Die krankhaften Ablagerungen und Speicherungen. Von Geheimrat Professor Dr. O. Lubarsch und Dr. K. Plenge-Berlin. — Namen- und Sachverzeichnis.

Der Band ist nur vollständig käuflich.